Für meine Familie, meine Freunde
und alle, mit denen ich über meine Liebe
zum Sport verbunden bin.

Gottfried Wurpes

Gottfried Wurpes

*FITNESS*LIFE

mit Michael Holzer

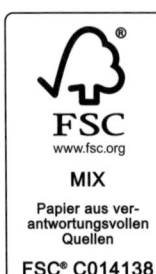

FSC
www.fsc.org
MIX
Papier aus ver-
antwortungsvollen
Quellen
FSC® C014138

1. Auflage
© 2023 Gottfried Wurpes

Medieninhaber: Gottfried Wurpes

Verleger:
Red Bull Media House GmbH
Oberst-Lepperdinger-Straße 11–15
5071 Wals bei Salzburg, Österreich

Autoren: Gottfried Wurpes mit Michael Holzer
Umschlag und Gestaltung: tochter™
Gesetzt aus der Helvetica Neue LT Pro / Monotype GmbH
Coverfoto: Mirja Geh
Fotos: Mirja Geh, The Fitness Company, Gottfried Wurpes Privatarchiv,
Bernhard Schütz, S. 109: unsplash/Sven Brandsma
Autorenillustration: Claudia Meitert
Printed by Finidr, Czech Republic

ISBN 978-3-7110-0328-7

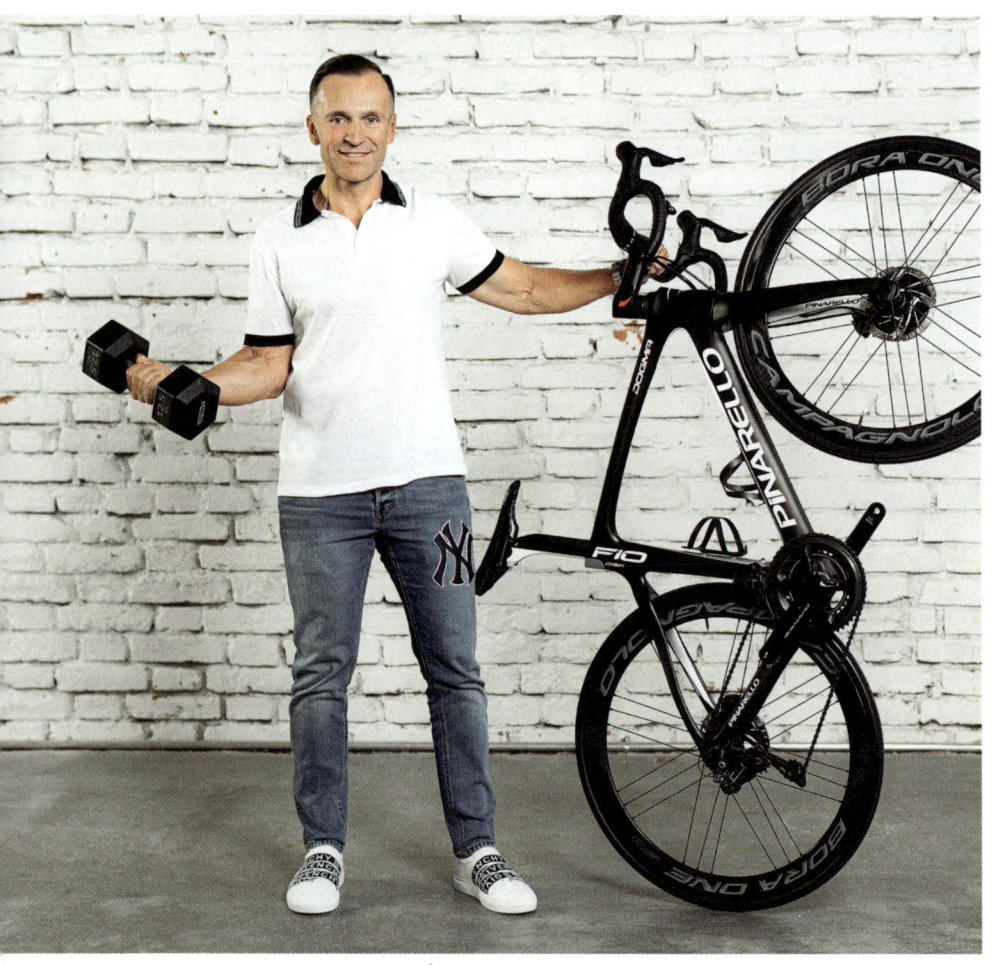

VORWORT

Fragen sind wie Autostopper. Manchmal erkennt man sie schon aus weiter Entfernung, oft tauchen sie ganz unvermittelt am Fahrbahnrand der eigenen Gedanken auf. Stehen plötzlich da, heben den Daumen und halten einem ein Schild mit einem Ziel, einer Richtung ins Blickfeld, wollen mitgenommen werden. Was tun? Sie einfach ignorieren? Einfach weiterfahren? Einfach stehen bleiben? Es ist eine Entscheidung von Sekundenbruchteilen.

Diese Frage konnte ich nicht einfach so stehen lassen! „Herr Wurpes, ist Fitness eigentlich eine eigene Sportart?" Die Redakteurin eines großen Wirtschaftsmagazins hatte mich zu Themen wie Sport, Gesundheit und die Zukunft der Fitnessindustrie interviewt. Eigentlich war das Gespräch schon zu Ende, als ihr noch diese letzte Frage eingefallen war. Eine gute Frage, eine sehr gute sogar. Ich antwortete: „Eine eigene Sportart ist Fitness nicht, sondern die Basis für alle Sportarten." Das war valide, aber doch verknappt. Die Dame ging, die Frage blieb. Eine Autostopper-Frage, die ich mitnehmen wollte. Sie formulierte sich in meinem Kopf in ihre persönlichste Form um: „Was bedeutet Fitness für mich?" Schnell wurde mir klar: Fitness ist für mich weit mehr als die Begrifflichkeit, in der sie im täglichen Sprachgebrauch so inflationär verwendet wird. Mehr als das inoffizielle Gütesiegel für Sportliches, Körperliches, Mentales, Intellektuelles oder – in meinem Fall – auch Wirtschaftliches. Fitness ist für mich das basale Lebensgefühl, das mich trägt.

Sport hat mir Erfolge ermöglicht, mich an Grenzen gebracht und durch Krisen geführt. Er war, ist und bleibt
meine Existenzgrundlage. Im wörtlichen, beruflichen, wie
auch im übertragenen Sinn, weil er jeden meiner Lebensbereiche durchdringt. Sport ist mein weisester, ehrlichster
Lehrer, die Quelle und der Strom wertvoller Momente für
mich und die Menschen, die mir wichtig sind. Ich verdanke
ihm unendlich viel in meinem Leben.

Als schüchterner und schmächtiger Lehrbub habe ich
Mitte der 1980er-Jahre zum ersten Mal eines der damals
raren Fitnessstudios betreten. Es war der Moment, der alles
veränderte. Ich wusste: „Das ist mein Platz im Leben!" Aus
einem „dünnen Hendl" wurde ein preisgekrönter Kraftsportler, bald auch ein anfänglich nur belächelter Start-up-Gründer, der aus seinem Lieferwagen Proteinpulver und Fitnessbekleidung mit psychedelischen Mustern verkaufte. Und
dann kamen die Trainingsgeräte der Marke Technogym in
mein Leben. Dass Fitness zum Inbegriff einer neuen Bewegung, einer neuen Zeit werden würde, ahnten damals nur
wenige Pioniere. Ich war einer von ihnen. Es fing ganz klein
an und wurde ganz groß.

Das frühere Ein-Mann-Unternehmen mit Büro am
Küchentisch ist heute eine internationale Unternehmensgruppe. Es ist viel entstanden und viel gelungen: Allein in
Österreich haben wir in den vergangenen drei Jahrzehnten
mehr als 2.500 Projekte für Fitnesseinrichtungen umgesetzt:
mit Konzeption, Beratung und Ausstattung. Von imposan-
ten Großraum-Fitnesscentern bis zu privaten Homegyms
in Villen, Wohnungen und Yachten. Von Firmen-Fitness-
bereichen bis zu den Olympiazentren. Von Sporthotels bis

zu hochspezialisierten Rehabilitationskliniken. Technogym, dessen Gründer Nerio Alessandri und ich mit meiner Firma, der Fitness Company: Wir waren zur richtigen Zeit mit der richtigen Marke am richtigen Ort, und daran hat sich bis heute nichts geändert.

Fitness ist auch ein Symbol und ein Synonym für Entwicklung: Heute arbeiten wir als offizieller Partner mit den erfolgreichsten Sportverbänden des Landes, dem ÖSV, dem ÖFB und dem ÖOC, zusammen. Und viele der größten Namen des Sports, Ausnahme-Athletinnen und -Athleten, die bei Olympia und Weltmeisterschaften Sportgeschichte geschrieben haben, durfte ich persönlich kennenlernen, begleiten und von ihrer Exzellenz in Sachen Fitness lernen. Auch diese Partnerschaften sind ein wesentlicher Teil meiner Geschichte.

Apropos Geschichte, besser gesagt Geschichten – Zufall oder nicht: Bald nachdem ich dieses Interview für das Wirtschaftsmagazin gegeben hatte und mich die Frage „Was bedeutet Fitness für mich?" nachhaltig beschäftigte, erhielt ich den Anruf eines alten Bekannten, der in einem internationalen Medienunternehmen Karriere gemacht hat. Wir kennen einander noch aus den Anfängen der Fitnessszene, in den 1990er-Jahren verkauften wir beide Sportzusatzernährung. Wir sind beruflich recht eingespannt und hören uns daher nicht oft, bekommen voneinander aber regelmäßige Updates über die Fitness-App Strava. Am Telefon plauderten wir über alte Zeiten, irgendwann kam mein Kollege von anno dazumal zum Punkt: „Gottfried, bitte erkläre mir eines: Wie kriegst du deine Firma, Familie, Freunde, Urlaube und so viel Sport unter einen Hut?"

.

Schon wieder so eine Autostopper-Frage. Ich nahm Anläufe für eine Antwort und gab schließlich die einzig authentische: „Das kann ich dir gar nicht so genau sagen, weil ich noch nie darüber nachgedacht habe."

Er gab sich nicht damit zufrieden: „Du leitest allein eine Unternehmensgruppe, hast eine Familie mit vier Kindern, pflegst deine Freundschaften, reist viel – fährst aber trotzdem 20.000 Kilometer im Jahr mit dem Rennrad, trainierst viermal pro Woche im Fitnessstudio –, und ich habe dich noch nie über Stress jammern hören: Wie geht das?" Und ohne meine Antwort abzuwarten, sagte er: „Weißt du was, Gottfried? Du musst ein Buch darüber schreiben! Wie du es schaffst, Beruf, Privates und Sport zu kombinieren. Das wäre so wichtig für all die Menschen, die ständig das Gefühl haben, zu wenig Zeit für die wesentlichen Dinge zu haben."

Dann war erst einmal Stille.

„Ein Buch? Ich? Geh!" Ich lachte verlegen, begriff aber sofort, dass er nicht als Freund von früher, sondern als Medienprofi mit mir sprach und einen Punkt getroffen hatte. Das war der initiale Moment für die Entstehung dieser Geschichten, die Sie in Händen halten. Ich werde ewig dankbar sein für dieses Telefonat und die Autostopper-Frage, die Impuls und Ermutigung für dieses Buch waren, wenngleich erst zeitverzögert.

Denn zunächst suchte ich nach Menschen, die mir die Buch-Idee erfolgreich wieder ausreden würden – scheiterte aber beharrlich daran. Bei meiner Frau ebenso wie bei meinen Kindern, Verwandten, Vertrauten, Freunden und Kollegen. Niemand sagte zu mir: „Wozu solltest du ein Buch schreiben!?" Der Tenor war: „Na endlich! Mach das!"

Auf Anraten eines gemeinsamen Bekannten tauschte ich mich dann im Herbst 2021 mit Michael Holzer über das Buchprojekt aus. Wir kannten einander, weil Michael Berater und Vertrauter von Spitzensportlerinnen und Spitzensportlern war, die auch als Markenbotschafterinnen und Markenbotschafter für Technogym und meine Fitness Company fungierten. Es war ein langes Gespräch, in dem die Idee Gestalt annahm. Wir waren uns einig darin, dass es weder eine klassische Biografie noch ein herkömmlicher Ratgeber werden sollte, und verständigten uns auf den Zugang einer Innenreise. Es sollte eine sehr persönliche Reflexion über die Beziehung zu meinem ältesten Freund und meiner längsten Liebe werden – dem Sport.

Meine Innenreise dauerte länger als ein Jahr. Michael hat mich auf ihr begleitet, mir meine Geschichten gespiegelt und mich unterstützt, meine Gedanken zu verschriftlichen. Das Buch möchte die Antwort auf die Frage sein: Wofür steht Fitness in meinem Leben? Sie ist eingebettet in große gesellschaftliche Umbrüche, die mit der Corona-Pandemie begonnen und in mir tiefgreifende Veränderungsprozesse in Gang gesetzt hatten. Die inneren Zusammenhänge zwischen den Bewegungen des Lebens und einem sportlich aktiven Lebensstil wollte ich für mich selbst näher ergründen, fassbar machen und teilen.

Am Ende des Buches habe ich jene sieben Qualitäten der Transformation herausgearbeitet, die mir Rhythmus, Halt und Richtung geben. Vielleicht ist ja auch für Sie eine Inspiration für Ihr Fitnesslife dabei.

Viel Freude beim Mitreisen!
Gottfried Wurpes

Inhalt

KAPITEL 1

EIN LEBENSZIEL ALS AUSGANGSPUNKT

Wie ich ankam, um neu aufzubrechen

Das erste Bewegtbild des Tages war der alarmierende Zahlensprung von 05:14 auf 05:15 auf der Weckuhr. Mein Frühaufsteher-Enthusiasmus hatte sich als Widerwille verkleidet. Und von der Euphorie der großen Tat, die mich durch einen Herbst, einen Winter, im Grunde durch mein ganzes Leben getragen hatte, merkte ich nichts.

Zwanzig durchgearbeitete Wochen mit zu langen Tagen und zu kurzen Nächten hatten Spuren hinterlassen. Aufwachen fiel mir selbst mit offenen Augen schwer. Hatte ich überhaupt geschlafen? Aus dem Badezimmerspiegel starrte mich die eigene Müdigkeit an. Ich ging in die Küche. Doppelter Espresso, ein zweiter. In Zeitlupe kam die Wirklichkeit: 26. Februar 2020, Aschermittwoch. Zu warm für diese Jahreszeit, ein Wintermorgen, der nach Frühling roch.

Meine Familie schlief. Ich wollte dem Tag, der ein Höhepunkt in meinem Leben werden sollte, wenigstens eine Schmalspurversion gewohnter Struktur abtrotzen, stakste in den Fitnessraum, um Körper, Geist und Scole auf das Kommende zu kalibrieren. Sport in aller Frühe, ehe die Welt zu ihrer Betriebsamkeit erwacht, ist seit Jahrzehnten mein Tagesbeginn. Energielosigkeit, Müdigkeit, Trägheit bewirken in mir eine Schubumkehr: Je geräderter ich bin, desto mehr zwingt mich eine innere Kraft, in Bewegung zu kommen. Auf dem Rennrad, an Geräten in meinem Homegym, auf meiner Gymnastikmatte. Diesem Bewegungsimpuls ist nichts entgegenzusetzen, außer mich umzuziehen und anzufangen.

Viele behaupten von sich, ihnen fehle für Sport die Disziplin zum Dranbleiben. Bei mir hat es sich über die Dekaden umgekehrt, ich kann mich gar nicht nicht überwinden. Für welche Art von Sport ich mich entscheide, folgt keinem fixen Plan, sondern meiner Intuition. Meiner lebenslangen Trainingsroutine verdanke ich ein seismographisches Körpergefühl. Ich habe gelernt, ihm zu vertrauen und zu folgen. Mein Körper hat den Plan, ich die Zeit. Sport ist ein unverhandelbares Ritual für mich, wie Zähneputzen, Rasieren, Duschen, wie Atmen. In Fleisch und Blut übergegangen, wie es umgangssprachlich heißt, in Billionen von Körperzellen für immer gelernt und abrufbar.

An diesem ersten Morgen nach der Faschingszeit stieg ich auf das Rennrad, das ich im Winter drinnen mit einem Rollentrainer verwende. Meine Beine steigerten, anfangs noch etwas steif, langsam die Trittfrequenz. Üblicherweise bewirkt das simultan eine Veränderung meines mentalen Zustandes, doch etwas sperrte sich anfänglich. Es gelang nicht, gedanklich loszulassen. Mein analytischer Verstand sprang fahrig zwischen imaginierten Checklisten hin und her. Und verstärkte so die beunruhigende Tendenz, dort viele rote Rufzeichen, aber kaum grüne Haken zu erblicken. Es dauerte, ehe die zyklische Bewegung und der Atemrhythmus meinen nervösen Geist besänftigt hatten, still werden und mich in jene Sphäre abgleiten ließen, die ich „Alphazustand" nenne. In sechzig schweißtreibenden Minuten hatte ich selbstvergessen die Zeit, mich und meine Gedanken übersehen.

Unter die kalte Dusche, noch ein Espresso, ich zog mich an. Die nervliche Anspannung blieb auf einem erhöhten Niveau. Bei jedem Mal einatmen schien die Luft an den Schlüsselbeinen wieder kehrtzumachen, anstatt meine

Lungen zu befüllen. Das hielt diese spürbare Enge im Körper aufrecht, der mir eine Kleidergröße zu klein war. Stress über einen zu langen Zeitraum zeitigt solche Befindlichkeiten, dann übernehmen alte Muster die Regie des Lebens.

Ich griff mir mein iPad und lenkte mich ab. Im Nachrichtenüberblick fand sich ein Nachruf. Ein gewisser Erico Spinadel war mit 91 Jahren in Argentinien verstorben. Den Namen hatte ich nie zuvor gehört. Im Bericht stand, dass der Wiener Ingenieur zunächst Experte für Kernenergie gewesen war, später Windenergie-Berater der Vereinten Nationen. „Eine spannende Entwicklung", dachte ich. Spinadel hatte sich mit multidisziplinären Ideen für die Energieversorgung von Entwicklungsländern international einen Namen gemacht.

„Aber wieso Argentinien?", fragte ich mich. „Was hatte den Mann nach Südamerika verschlagen?" Die Antwort ließ sich, ohne dass ich es überprüft hatte, aus seinem Geburtsdatum und der österreichischen Zeitgeschichte herleiten. Ich mutmaßte, dass sein Name stellvertretend für viele ihrer Heimat Entwurzelter stand, die samt ihren Talenten hatten neu anfangen müssen, als Europa in Schutt und Asche lag. Eigenartig, dass erst der Tod ein würdigendes Licht auf die Lebensleistungen von Menschen wirft und Wertschätzung oft ein Nachruf ist.

Ich scrollte durch Neuigkeiten. Deutschland führte die Impfpflicht ein – gegen Masern. Innenpolitisch war eine „Task Force ökosoziale Steuerreform" Hauptmeldung. Ich wunderte mich etwas über dieses holprige Sprachbild, einen Begriff aus dem Militärischen mit dem Wort „ökosozial" zu kombinieren. Und landete bei der nächsten Holprigkeit: Dass die tragikomische Hauptfigur aus dem „Ibiza-Video" allen Ernstes eine politische Rückkehr ankündigte, wertete ich als Beleg, wie verwirrend die Phase um die Lebensmitte sein kann.

In die Nachrichtenlage mischte sich ein Bericht, wonach in Österreich die ersten beiden Fälle mit dem ominösen Corona-Virus aus China nachgewiesen worden waren. Ein italienisches Paar, das in der Rezeption eines Innsbrucker Hotels arbeitete, hatte sich infiziert und war positiv getestet worden. Beide seien in Quarantäne, hieß es. Ich stellte mir die nebensächliche Frage, ob sie nur von der Außenwelt oder auch voneinander separiert worden waren, wo sie doch denselben Virus hatten. Mehr dachte ich mir dabei nicht.

„Wunderschönen guten Morgen, Herr Wurpes": Meine Frau Katarina stand in der Küche und lächelte. Schon allein ihre Stimme zu hören war wohltuend, ihre Umarmung wärmend. „Freust du dich, dass es endlich so weit ist?", fragte sie. Meine Antwort war umständlich: „Wenn am Abend alles vorbei ist, bestimmt." Warum sagte ich nicht einfach „Ja!"? Katarina hat eine Leichtigkeit in ihrem Wesen, die wie ein Wärmepflaster wirkt, wenn ich angespannt bin. Das war ich in dieser Phase durchgehend. Sie spürt das. „Mach dich auf den Weg, wir sehen uns dann bei der Eröffnung. Und, du wirst sehen: Es wird super laufen", verabschiedete mich meine Frau mit ihrem Alles-wird-gut-Charme.

Auf den wenigen Schritten bis zum Auto wischte ich durch eine Gischt an Nachrichten auf meinem Smartphone. Updates aus dem Team, Botschaften von Gästen. Ein paar bedauerten kurzfristige Absagen und wünschten Erfolg für meinen großen Tag. Der große Tag: Erstmals fuhr ich an diesem Morgen nicht zur Baustelle in der Kornstraße 1 in Leonding, diesmal wartete ein fertiges Gebäude, das für seine Einweihungsfeier herausgeputzt wurde. Die umgebaute Zentrale meiner Fitness Company, samt neuem Experience Center für unser Technogym-Equipment. Ein Lebensziel.

Auf der Fahrt nach Leonding glich mein Auto einem rollenden Ein-Mann-Callcenter. Ich führte knappe Telefonate mit einem Dutzend Personen und kam jeweils sofort zum Punkt: „Geht's gut?", „Alles auf Schiene?", „Alles geliefert?", „Alles fertig?", „Kann ich helfen?". Ich bekam ermutigende Rückmeldungen. In einer Sprechpause drängte sich eine Frage in mein Bewusstsein: „Welche Zukunft wartet in diesem Gebäude auf mich?" Sie lenkte den Wildbach aus Kontrollgedanken in einen ruhigeren Fluss. Es öffnete sich ein Visionsraum, das war angenehm.

Andere große Fragestellungen kamen in Resonanz: „Welche Welt wartet auf mich?", „Und welches Leben?". Gedanklich schwebte ich über einer Zeitlinie in Richtung neuer Horizonte. Der Umbau, das Experience Center, die Eröffnung waren, das sah ich klar, eine Kumulation dessen, was ich in meinem Leben für gelungen hielt. Ein wichtiges Ziel war nun erreicht, der offizielle Akt am Abend nur Draufgabe.

Bei diesem Gedanken entspannte ich mich, die Schultern sanken erleichtert nach unten, ich atmete tiefer. Ich verband mich geistig mit dem Kindergartenkind in Linz-Urfahr, das ich einmal gewesen bin. Mit dem Volksschüler in Linz-Spallerhof. Mit dem Hauptschüler im Marianum Freistadt. Mit dem Industriekaufmann-Lehrling beim Spezialfahrzeuge-Hersteller Rosenbauer in Leonding. Dabei stellte ich fest: Keine jüngere Version meines Selbst hatte sich ausgemalt, was an diesem Aschermittwoch 2020 Wirklichkeit wurde. Auch nicht der 21-jährige Start-up-Gründer Gottfried Wurpes, der Anfang der 1990er-Jahre den Mut hatte, seine Begeisterung zum Beruf zu machen, und ein Handelsunternehmen für Sporternährung, Sportbekleidung und Fitnessgeräte gründete. Damals hatte ich der One-Man-Show auf dem einzigen Tisch, der in meiner Linzer Junggesellenbude zum Ausfüllen gewerbebehördlicher Formulare taugte, selbstbewusst den Namen Fitness Company gegeben.

Und jetzt, nur drei Jahrzehnte später, eröffnete ich als Geschäftsführer einer internationalen Unternehmensgruppe offiziell ein neues Headquarter im Beisein von Prominenz und Medien. Nie hatte es ein konturscharfes Bild der Zukunft gegeben, aber immer eine Vision, eine Intention, ein Wissen, dass es nur an mir liegen würde, Ziele zu erreichen, an niemandem sonst. Das Leben wird vorausschauend gelebt und rückblickend verstanden, hat der Philosoph Søren Kierkegaard sinngemäß geschrieben. Ein wahrer Satz. „Dieses Gebäude", resümierte ich, „wird für mein restliches Leben und auch noch danach ein Symbol für mein Vertrauen in den eigenen Erfolg und eine einzigartige Branche bleiben."

Die Wärme tiefer Dankbarkeit durchströmte mich. Banalitäten und Bedenken lösten sich in ihr auf, das Wesentliche trat in den Vordergrund: Ich hatte viel in dieses Gebäude investiert. Schon mit der Entscheidung für das Großprojekt war festgestanden, dass Großzügigkeit in diesem Bauwerk nicht wirtschaftlichen Effizienzkriterien geopfert wird. Für Menschen, die mich lange kannten, mag das überraschend gewesen sein. Sie wissen, dass ich Rechnungen immer sofort begleiche und Handschlagqualität schätze, aber auch, dass ich rechnen kann.

In finanziellen Fragen bin ich zu Sparsamkeit mit Augenmaß erzogen worden. Vor allem von meiner Großmutter, einer patenten, tüchtigen Frau, die in den 1970er-Jahren als selbständige Buchhalterin Tag und Nacht für Handelsagenturen und Autowerkstätten gearbeitet hatte. Und, als wäre es das Einfachste von der Welt, parallel dazu eine gute Ehe führte, vier Kinder – inklusive mir fünf – großzog und ein Haus samt Selbstversorger-Gemüsegarten in Schuss hielt. An ihrem Beispiel lernte ich, wie viel in ein Leben passt.

    Ihre Sinnsprüche prägen mich und meine unternehmerische Haltung bis heute. Sätze wie „Gottfried, aus einem 10-Liter-Kübel kannst du immer nur zehn Liter herausnehmen, nie elf". Das klingt banal, doch es hat in mir Zurückhaltung gegenüber geliehenem Geld bewirkt. Die wenigen Unternehmenskredite, die ich in der ersten Phase meiner Selbständigkeit aufnahm, sind lange abbezahlt. Unauslöschlich in der Erinnerung dieser Moment, in dem die letzte Verbindlichkeit auf das Konto der Bank überwiesen wurde. Schuldenfrei! Mit dieser letzten Rückzahlung verschwand die jahrzehntelange Last der Hypotheken am Silvestertag 2008 in einem Augenblick. Ohne rauschendes Fest, ohne

Feuerwerk, das Glücksgefühl lag in diesem einen Augenblick der Freiheit.

Seither habe ich nie wieder etwas auf Kredit gekauft. Egal wie „billig" das Geld der Banken war und wie nachdrücklich mir geraten wurde, die Vorteile fremdfinanzierter Investitionen zu nützen und mein Kapital zu hebeln. „Billiges Geld" ist ein Marketing-Zerrbild. Auch niedrige Zinssätze bedeuten Abhängigkeit in welcher Form auch immer. Mein Credo lautet: Entweder ich habe das Geld, das ich brauche. Oder brauche nicht, wofür mir das Geld fehlt. Dazwischen ist nichts. Eine Heuristik, mit der ich gut fahre.

Sie ist ein Resultat frühester Lernerfahrungen aus meiner Kindheit. Oma hat jede Einkaufsliste exakt im Kopf ausgerechnet, bevor sie mich Knirps zum ADEG-Markt einkaufen schickte. Betrug die Summe 47 Schilling 80 Groschen, gab sie mir abgezählte 47 Schilling 80 Groschen mit. Das ersparte mir, unreflektierten Konsum zur lieben Gewohnheit werden zu lassen. Unverführbarkeit durch Süßes, Aufkleber oder andere Kinderverlockungen war für mich normal, für den Kaufmann in diesem Geschäft unerträglich.

Er fing an, die akkuraten Geldbeträge aufzurunden, indem er mir Kleinigkeiten schenkte. Ich dankte ihm überschwänglich. Das freute ihn. So sammelte ich schon früh erste Referenz-Erfahrungen, was aus Freundlichkeit, Offenheit und Dankbarkeit im Geschäftsleben entsteht. Win-win-Situationen sagt man heute. Meine Überzeugung nach bald vierzig Jahren im Beruf ist: Ein gutes Geschäft ist nur, wenn die, die es miteinander machen, und möglichst viele andere davon profitieren. Geldverdienen ist nicht der Sinn, sondern eine Nebenerscheinung. Sonst fühlt sich Erfolg schal an.

Strenge Rechnung ist die eine Kategorie guter Freundschaft, Großzügigkeit die andere. Ich hätte die neue Heimat für die Fitness Company und unsere Technogym-Produktlinien um ein Drittel kostengünstiger bauen können. Doch diese Art von Zahlenpragmatismus missfiel mir. Der Anspruch war, das Bestmögliche verwirklicht zu sehen. Nicht einen Kompromiss, der nur den Zweck erfüllt.

„Hauptsache billig" mag beim Kauf von Toilettenpapier ein angebrachtes Motto sein, bei der Lebensqualität engagierter Menschen am Arbeitsplatz und der Wirkung einer Marke auf Kunden ist es das nicht. Das Technogym Experience Center war als „Home of Spirit" für alle gedacht, die die Vision von einem besseren Leben durch Bewegung mit mir teilten. Kein Denkmal, ein „Spür-mal!". Wofür Geld ausgeben, das in meinen Firmen durch den Einsatz und Fleiß vieler verdient worden war, wenn nicht für etwas, das bleibt und der Inspiration und der Innovation neuen Raum gibt?

In Leonding parkte ich so vor dem Firmengebäude, dass die Architektur auf mich wirken konnte. Ein paar Minuten blieb ich im Auto sitzen. Planungsphase und Bauzeit liefen gedanklich wie ein Zeitrafferfilm in mir ab. Fitnesscenter, Hotels, Villen, Firmen, die wir von der Fitness Company mit Technogym-Geräten ausgestattet hatten, haben in mir ein Faible für Architektur, Design und Formensprache entstehen lassen. Vom faszinierten Betrachter habe ich mich zum lustvollen Gestalter entwickelt. Ich bin dabei ein Autodidakt, wie bei allem, was ich mir nach der Lehrzeit selbst beigebracht habe.

EIN ZUHAUSE FÜR DIE VISION VON FITNESS

Das Headquarter der
Fitness Company in Leonding.
Der Technogym-Gründer
Nerio Alessandri sagt darüber:
„Darauf wäre ich in jeder
Metropole der Welt stolz."

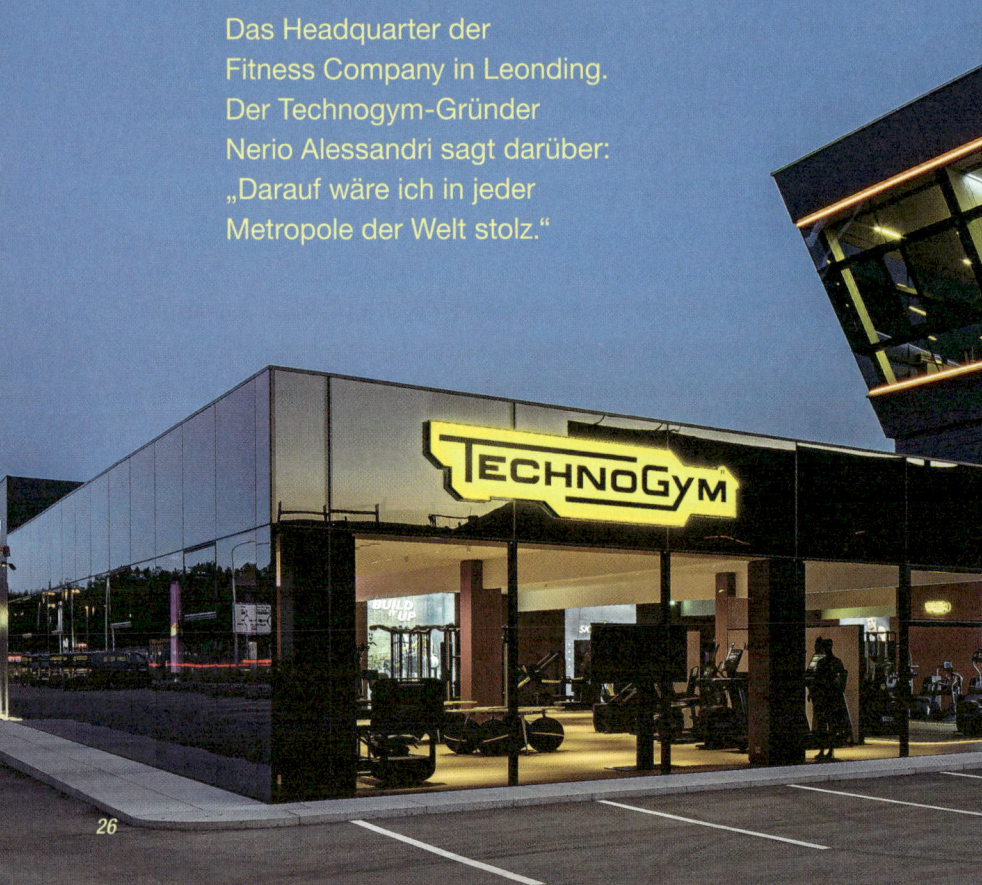

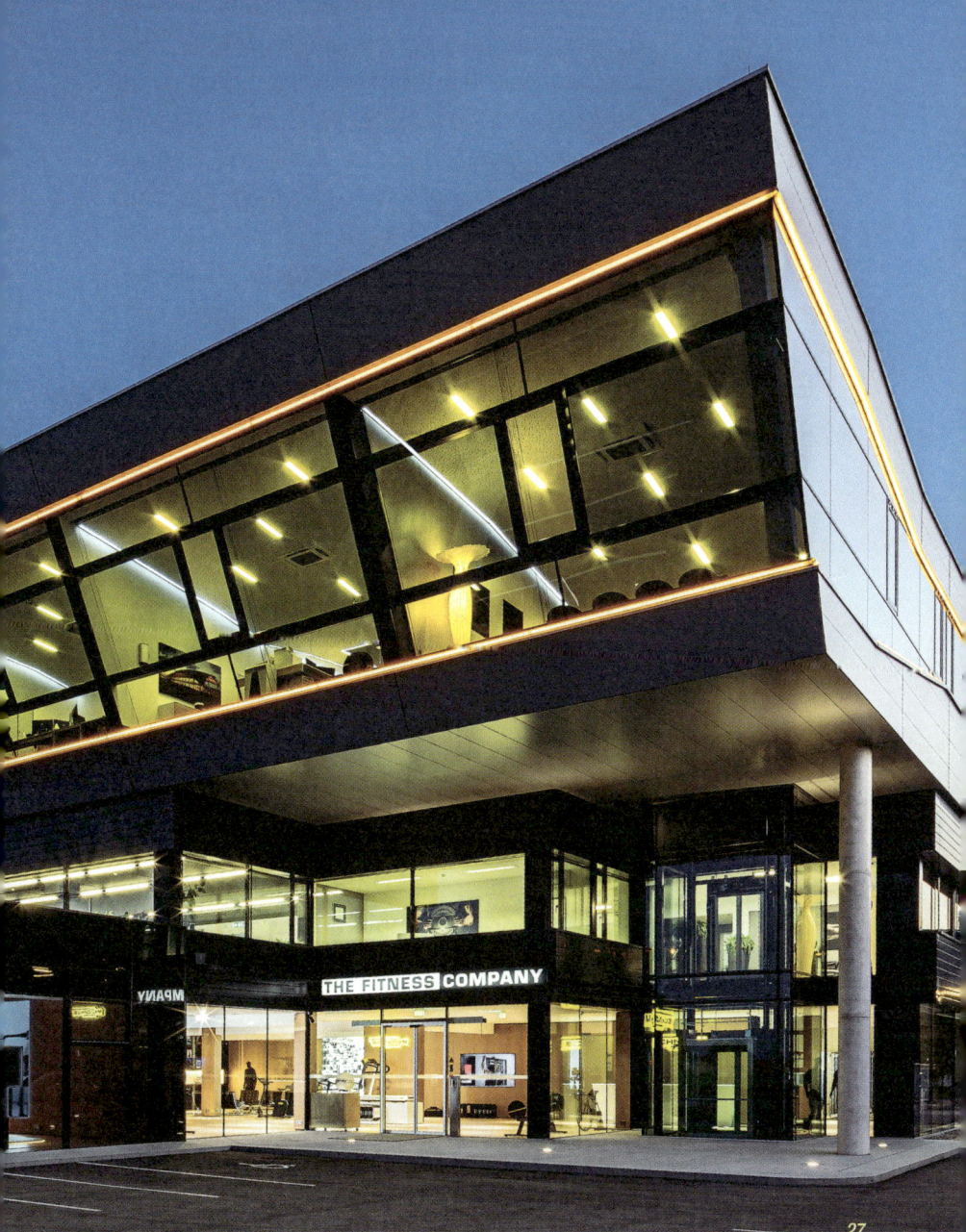

Meine Erfahrung ist, dass man mit Interesse und Neugier weit kommt. Auseinandersetzung mit einem Thema, Gespräche mit Experten, Beobachtung. Inzwischen habe ich, nennen wir es: ein sehr fortgeschrittenes Grundverständnis für das Räumliche. Dafür, dass es immer die Details sind, die in der Wirkung einen entscheidenden Unterschied erzielen. Das Schöne an der Liebe zum Schönen ist das Kontingente, das nicht unbedingt Notwendige, das einen erreicht, erfreut und inspiriert.

Als Technogym Ambassador sind mir bei unseren zahllosen Projekten erstklassige Architekten begegnet. Für unseren Showroom in Leonding holte ich gemeinsam mit Technogym zwei Weltstars ins Boot: das Architekturbüro von Antonio Citterio und Patricia Viel aus Mailand. Sie designen und bauen für die größten Lifestyle-Marken der Welt und wählen selbst unter ihnen sorgsam aus. „Ich arbeite für Menschen, mit denen mich eine Vision verbindet", pflegt Altmeister Citterio zu sagen. Sein Team denkt Architektur emotional und funktional. Das ist genau mein Zugang. Technogym gehört auch zu den Kunden des Büros. Antonio Citterio hat schon für die Grundgestaltung des „Technogym Village", des Headquarters in Cesena, gesorgt.

Kennengelernt habe ich Antonio dank einem anderen außergewöhnlichen Italiener, Nerio Alessandri. Er ist der Gründer und Präsident von Technogym und hat aus seiner Idee für ästhetisch anspruchsvolle, innovative Fitnessgeräte ein Imperium geschaffen. Zwischen Nerio als Hersteller und mich als Distributor passt kein Löschblatt. Seit wir einander 1991 auf der weltgrößten Fitnessmesse FIBO in Köln zum ersten Mal begegnet sind, verläuft unser Weg parallel. Eine prosperierende, von persönlichem Respekt, gegenseitiger Wertschätzung und partnerschaftlicher Haltung getragene Beziehung, die Platz für ehrliches Diskutieren in Sachfragen lässt.

Fehlt nur eines dieser Statikelemente in einer Zusammenarbeit, bleibt die Entwicklung auf der Strecke und ist Stagnation das unbefriedigende Resultat. Nerio war Visionär und Chef eines Garagen-Start-ups mit nur wenigen Mitarbeitern in Italien, ich verkaufte Eiweißpulver in Keller-Fitnessstudios, wo an selbst geschweißten Maschinen trainiert wurde. Wir begannen buchstäblich bei null. Uns verband die Alchemie, dass wir zeitgleich unerschütterlich an das Potenzial der Fitnessbranche geglaubt haben, obwohl es diese nicht gab – und dieser Zukunft gemeinsam entgegengegangen sind.

Technogym hat das Gesundheitsbewusstsein der Welt verändert. Ich leiste meinen Beitrag zur globalen Erfolgsgeschichte mit unseren Niederlassungen in Österreich, Tschechien und in der Slowakei. Doch niemals lassen Nerio und ich ein Gefühl von „Wir haben es geschafft!" aufkommen. Das liegt nicht in unser beider Naturell. Common Sense ist: In der Vergangenheit ist vieles gelungen, in Zukunft ist noch viel mehr möglich, um Menschen für sinnvolle sportliche Bewegung und bewussten Lebensstil zu motivieren. Vor allem in den Industrienationen.

Bei Technogym haben wir Sport, Fitness und Wellness zu einem ganzheitlichen Leitmotiv geformt mit der Botschaft: „Let's Move for a Better World". Unter ihrer Oberfläche sind diese Begriffe der Quellcode zu individuellem

Lebensglück und zur Lösung gesellschaftlicher Herausforderungen der Zeit. Nur wer Wert und Wirkung des persönlichen physischen und psychischen Wohlbefindens für sich erkennt und im eigenen Leben dafür Verantwortung übernimmt, versteht das Prinzip Gesundheit im größeren Zusammenhang. Denn die bessere Welt entsteht zunächst in uns selbst – oder überhaupt nicht. Wertschätzung für den eigenen Körper führt zu den fragilen Wechselwirkungen in der Natur und auf der Erde.

Ich trat in den Showroom und tauchte wieder in die Betriebsamkeit des Alltags ein. „Wie bitte soll sich das alles ausgehen mit den Vorbereitungen bis zur Veranstaltung in wenigen Stunden?" An Eventtagen stellt sich mir diese Frage immer. Und ich gebe mir immer selbst die Antwort: „Mit jedem anderen Team gar nicht. Mit unserer Technogym-Crew ist sich noch jedes Mal alles ausgegangen."

Zwar schraubten und hämmerten am Vormittag noch die Handwerker, teilweise schrubbten aber schon die Putztrupps. Ich war zuversichtlich. Wir alle im Team hatten gemeinsam so viele Kongresse, Seminare und Schulungen für die Fitnessbranche veranstaltet, dass wir keine bessere Eventagentur für eigene Zwecke kannten. Nachdem das Who's Who der heimischen Sportprominenz seit Jahren zu unseren Kunden und Freunden zählt, haben wir gelernt, was es braucht, damit sich prominente Persönlichkeiten wohlfühlen: Große Namen schätzen es, zugewandt, ohne übertriebenes Getue behandelt zu werden. Das ist das Schöne an meinem Beruf und am Thema Fitness allgemein – es schafft Augenhöhe und demokratisiert die Begegnung

zwischen Menschen jeden Alters und jeder Gesellschafts-
schicht wie eine universelle Sprache.

Aus diesem Grund organisieren wir eigene Veranstaltungen meistens selbst. Bei der Eröffnung war die Gästeliste
auf 300 Personen limitiert. Erstens, um die Wirkung der
Architektur erlebbar zu machen. Zweitens, um die Chance
für echten persönlichen Austausch zu wahren. Je mehr
Gäste, desto weniger Raum bleibt für das Wesentliche.
Events selbst durchzuführen hat den Charakter einer Team-
buildingmaßnahme und liefert uns regelmäßig den Gegen-
beweis zur Auffassung, man möge sich ausschließlich auf
das Kerngeschäft beschränken. Ja, es ist ein beträchtlicher
Mehraufwand, alles muss zusätzlich zu unseren Aufgaben
passieren und produziert in der Intensivphase Stress. Aber
positiven Stress. Er wirkt wie ein organischer Dünger für
die Teamkultur: Alle packen an, sind mit Begeisterung
dabei, haben es am Ende gemeinsam geschafft. Miteinander und füreinander setzen wir mehr Energie frei, als wir
investieren. Diese „Sonderschichten" beflügeln Kommunikation und Koordination, was uns letztlich im Hauptjob
zugutekommt. Eventorganisation ist das Fitnesstraining der
Fitness Company.

Zwei Stunden bevor die Gäste am Check-in erwartet
wurden, beruhigte sich das Gewirr im Showroom merklich.
Er war rechtzeitig fertig geworden, die Handwerker saßen
beim Feierabendbier, und unser Team war bereit für die
Party. Ich hatte mir mit einem der Außenscheinwerfer noch
einen Schmutzstreifen über das weiße Hemd gezogen. Für
derartige Pannen liegen im Büro immer Ersatzhemden. Das
Eröffnungsstatement war nicht formuliert, ich setzte mich

für ein paar ruhige Minuten an den Schreibtisch. Was hatte ich zu Katarina in der Früh gesagt: Ich würde mich freuen, wenn alles erfolgreich über die Bühne gegangen wäre? Der Konjunktiv ist ein Querkopf. Ich freute mich doch schon die ganze Zeit. Am meisten darüber, dass Stress und Hektik nicht den Moment trübten. Mein Talent zur Gelassenheit ist ausbaufähig, aber ich lerne.

Ich war gespannt, wie mein Weggefährte Nerio Alessandri auf den Showroom reagieren würde. Seit Monaten hatte ich ihn nicht persönlich getroffen und ihm absichtlich nie Fotos von den Baufortschritten geschickt. Er wusste zwar, dass die Location in Leonding über den gemeinsamen Architekten an den Stil des „Technogym Village" angelehnt sein würde, Pläne und Details kannte er aber nicht. Das war mir wichtig, denn das Überraschungsmoment ist ein altes Freundschaftsritual zwischen uns. Damit halten wir unsere Partnerschaft lebendig.

Katarina war vor den ersten Gästen vor Ort, sie trug ein umwerfendes Kleid. Bei offiziellen Anlässen fühle ich mich viel wohler, wenn sie an meiner Seite ist. Der oberösterreichische Landeshauptmann, die Präsidentin der Wirtschaftskammer, der Fußball-Teamchef, der Generalsekretär des Olympischen Comités und große Namen des Sports, die zu unseren Markenbotschaftern zählen – alle waren sie gekommen.

Schließlich strahlte mir Nerio entgegen und fiel mir um den Hals. Ich nahm ihn spontan mit auf eine Schnupperrunde durch die neuen Räumlichkeiten, denn ich kenne wenige Menschen mit einem solchen Röntgenblick für die ästhetischen Details. Die Frontseite unserer Glasfassade beispielsweise hatten wir nicht praktischerweise mit einer Blechblende an den Kanten versehen, sondern die Einzelelemente Glas auf Glas miteinander verbunden. Der Transparenztrick macht einen eklatanten Unterschied, was Optik und Wirkung betrifft. Der Holzboden ist eine Einzelanfertigung. Die Holzbodenmanufaktur hat eigens eine Werktechnik des Zuschnitts und der Verlegung übernommen, wie ich sie einst in Italien kennengelernt hatte. Gleich drei Mal hatte sich der Hersteller in der Bauphase bei mir rückversichert: „Herr Wurpes, sind Sie sicher, dass Sie das so wollen?" Es hat sich ausgezahlt: Die Art, wie der hochwertige Boden verlegt ist, schafft ein mondänes Ambiente. Zwischenzeitlich ist unser Ausstatter für das Projekt sogar offiziell ausgezeichnet worden.

Auch wenn Nerio für sein hohes Energieniveau bekannt ist, so euphorisiert wie an diesem Eröffnungsabend habe ich ihn dennoch selten erlebt: Er machte Fotos, sichtlich begeistert, dass außerhalb Italiens so eine außergewöhnliche Location entstanden war. Sein Gespür für das ideale Zusammenspiel aus Design, Funktionalität und Schönheit zeigt sich im weltweiten Erfolg, den er damit hat. Noch immer trifft er, der studierte Industriedesigner, die Letztentscheidungen, welche Technogym-Innovationen auf den Weltmarkt kommen. Seine Liebe zum Schönen inkludiert die Architektur. Er war in seinem Element: seine Technogym-Kreationen in inspirierendem Ambiente. Vor allem den Locker Room hätte er am liebsten eingepackt und mitgenommen. Die Idee dafür stammte aus dem Spa-Bereich eines spanischen Hotels, in dem ich Jahre zuvor mit meiner Familie geurlaubt hatte. Ich habe ein fotografisches Gedächtnis für

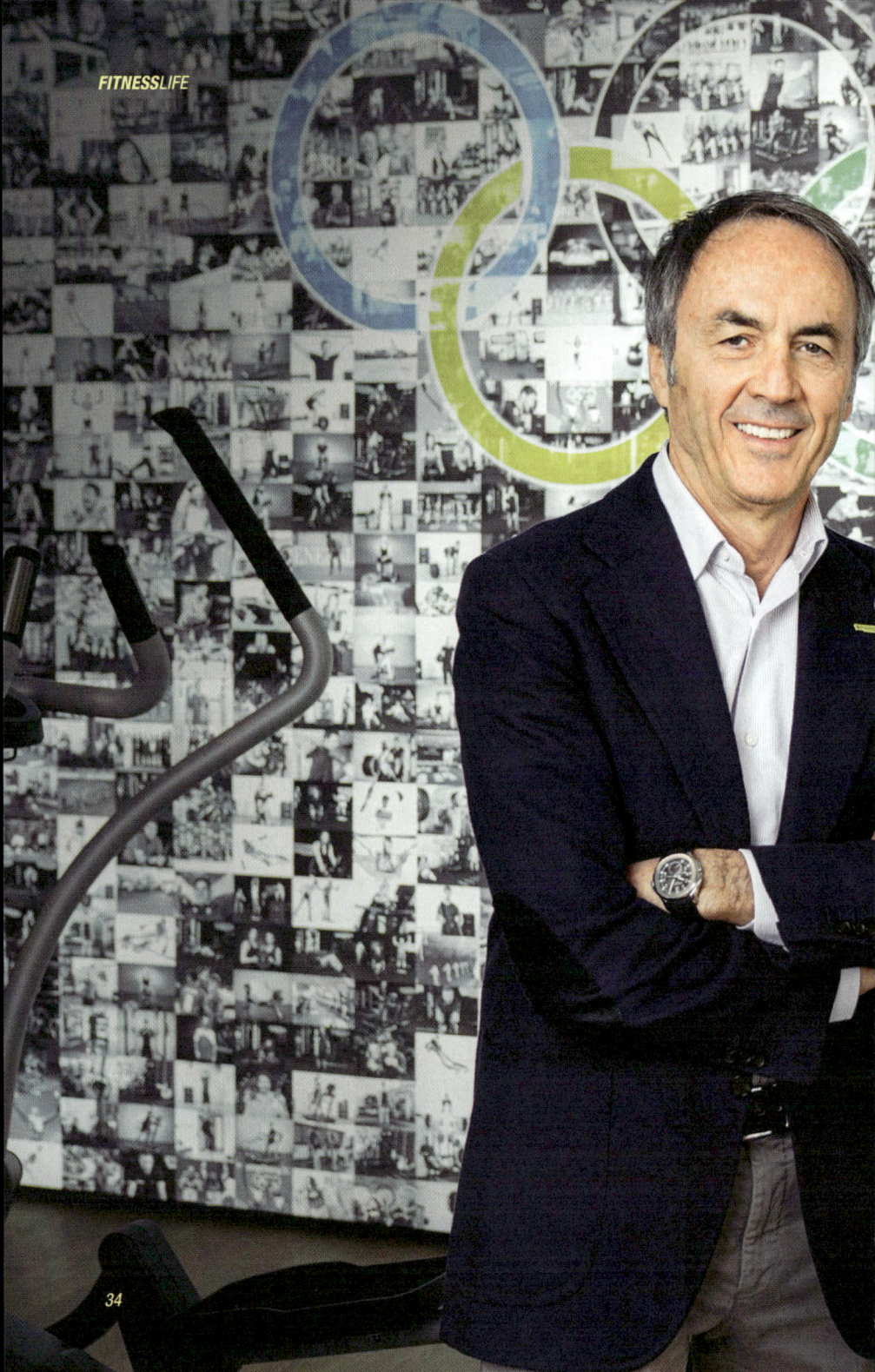

34

WEGGEFÄHRTEN SEIT 30 JAHREN

Wir haben immer an uns geglaubt:
Seit drei Jahrzehnten verbindet
Nerio Alessandri und mich
eine erfolgreiche Partnerschaft.

solche Dinge. Das Leder der Polsterung, das erkannte Nerio mit einem Blick, stammt von einer großen Marke aus Italien.

Als ich Nerio noch unser Logistikzentrum zeigte – wo das einzig verbliebene Relikt aus Papier ein ausgedruckter Lieferschein ist und die Prozesse ansonsten völlig automatisiert und digitalisiert ablaufen –, geriet Nerio in Verzückung: „Gottfried, bitte zeig mir das morgen noch einmal in Ruhe. Ich bleibe einen Tag länger und komme in ein paar Wochen mit Experten aus meinem Team wieder. Was du entwickelt hast, ist der Goldstandard der Technogym-Zukunft."

Wir gingen zurück zu den anderen Gästen. Es waren nicht die geplanten 300, sondern 350. Alle schienen das Rundherum und die Stimmung im neuen Showroom zu genießen. Ich freute mich über die Wertschätzung, die vom Landeshauptmann kam. Er sagte: „Diese beeindruckende Location ist der Beweis dafür, was ein engagiertes Team mit Mut, Visionskraft und Begeisterung verwirklichen kann."

Ich war stolz auf mein Team. Denn es war nicht meine Erfolgsstory allein, die Lob erhielt, es war unsere gemeinsame. Nerio brachte mich mit seiner kurzen Ansprache in den Grenzbereich der Rührung. Auf der ganzen Welt hatte ich ihn in seiner mitreißenden Art schon sprechen gehört. Oft hatte er mich mit ehrlicher Anerkennung hervorgehoben, weil ich im internen Technogym-Ranking seit Jahren der erfolgreichste Distributor der Organisation bin, weltweit. Diesmal wurde er sehr persönlich. Er sah mir lange in die Augen, es wurde dabei absolut still im Showroom. „Gottfried", sagte er, „du hast unserer Vision ein Zuhause gegeben und einen Wert für Generationen geschaffen. Du hast in Leonding, das ich ohne dich nicht kennen würde, eine Technogym-Location hingestellt, auf die ich in jeder Metropole dieser Welt, ob in New York, London, Paris oder Berlin, unglaublich stolz wäre."

Ich war verlegen. Es fällt mir leichter, Wertschätzung auszusprechen, als sie ausgesprochen zu bekommen. Besser hätte dieser Abend nicht verlaufen können. Ich war physisch müde, aber glücklich. Inspiriert für die Zukunft. In mir machte sich ein Aufruf, eine Ahnung bemerkbar. Ich war in meinem Leben an einem Punkt angekommen, an dem es Zeit war, in eine neue, mir unbekannte Richtung aufzubrechen.

KAPITEL 2

DAS RÜCKGRAT DER ORDNUNG

Wie mich die Furcht Freiheit lehrte

Bauen ist auch anstrengend, wenn man nicht selbst an der Mischmaschine steht. Nach fünf Monaten, in denen mein Leben extrem dynamisch gewesen war, reichte eine ruhige Nacht, und mein Energiepegel stimmte endlich wieder. 5.15 Uhr. Aufstehen ohne Morgengrauen. In mir kribbelten Vorfreude und Bewegungsdrang – der Bauherr Wurpes hatte den Gottfried zurück. Die Frühnachrichten brachten neuerlich einen Corona-Bericht. Ein 74-jähriger Anwalt aus Wien habe an grippeähnlichen Symptomen gelitten und ringe jetzt auf der Intensivstation mit dem Tod. „Mit 74 ist das Immunsystem oft schon geschwächt", „Scheint wie ein aggressives Grippevirus zu sein". Ich wiegelte bei der Nachricht reflexartig ab und schaltete um auf Gute-Laune-Musik, denn Mediennutzung ist ohnehin ein schwieriger Balanceakt.

Sich über den Zustand der Welt ein Bild zu machen, ohne in die aufmerksamkeitsbindenden Drama-Turbinen der Medienmaschinerie gesogen zu werden, erfordert Konzentration und Disziplin. Ich behelfe mir, indem ich die Zeit mit Surfen, Suchen und Schreiben begrenze. Je ausgeklügelter technische Endgeräte sind, desto eher hacken sie uns. Smartphones sind nur Werkzeuge. Für ein angemessenes Nutzerverhalten sind wir selbst verantwortlich, und da liegt man mit der Faustformel „Weniger ist mehr" auf jeden Fall gut.

Nerio Alessandri hat mit Technogym Wirtschaftsgeschichte geschrieben, die Fitnessbranche in Europa nahezu neu erfunden und seither global grundlegend verändert. Die wertvollste Ressource eines weltweit agierenden Entrepreneurs wie Nerio ist: Zeit. Dass ein Mann seines Formats seinen Aufenthalt verlängert, um unser Logistikkonzept und das Team persönlich kennenzulernen, war eine schöne Bestätigung für meinen und unseren gemeinsamen Weg. In drei Jahrzehnten intensiver Zusammenarbeit haben wir uns eine außergewöhnliche Vertrauensbasis geschaffen, die uns zuverlässig trägt, vor allem in herausfordernden Situationen.

Weder lässt sich unser Verhältnis als reine Geschäftsbeziehung beschreiben, das würde der menschlichen Nähe nicht annähernd gerecht, noch als Männerfreundschaft im klassischen Sinn. Es ist das Beste beider Welten. Wir teilen eine Mission, oft mit unterschiedlichen Zugängen, die insgesamt bereichern. Ein Glück, dass wir uns gegenseitig auf wertschätzende Art herausfordern und relativieren. Das ist mein Idealbild von einer erfolgreichen Kooperation, wenn bei aller Ernsthaftigkeit auch Leichtigkeit ihren Platz hat. Was wir leben, hat im Englischen den Namen „business with friends". Das beschreibt unsere Beziehung treffend.

Ein offener Know-how-Transfer gehört seit jeher zu den Erfolgsmerkmalen von Technogym und ist wesentlicher Teil der Unternehmens-DNA. Wir alle sind von unermüdlichem Forschergeist und der Begeisterung angetrieben, Gutes noch besser machen zu wollen. Das verbindet Menschen in einer Organisation, die in mehr als hundert Ländern aktiv ist, und schafft Kohärenz. Ich stelle mir die Zusammenarbeit unter Wissenschaftlern in erfolgreichen internationalen, interdisziplinären Forscherteams ähnlich vor, denen große Durchbrüche gelingen und die letztlich Nobelpreise gewinnen.

Stecken Nerio und ich die Köpfe zusammen, kommt dabei ein innovativer Ansatz inklusive To-do-Liste heraus. Es sind nicht die Erfolge der Vergangenheit, die uns verbinden, sondern die Neugierde auf die Zukunft. Und eine gemeinsame Basis: Wir sind beide in bescheidenen Verhältnissen aufgewachsen. Wir erachten die Bodenständigkeit unserer Kindheit nicht als Defizit, sondern, im Gegenteil, als Ressource für die Entwicklung von Kreativität. Auf Außenstehende wirken unsere Gespräche, wie wenn zwei Burschen im Körper von Männern im besten Alter ihre Streiche aushecken. Es wird viel gelacht. Wir bleiben trotzdem effizient, weil Vertrauen und gegenseitiger Respekt für unsere Unterschiedlichkeiten vorhanden sind.

Lagerlogistik ist ein sperriger Begriff für ein trockenes Thema. Ich verstehe jeden, der das so sieht. Wer mit dieser Materie nichts zu tun hat, für den klingt schon das Wort, als wollte man mit dem Mund voller Mehl „My Way" von Frank Sinatra singen. Ich hatte mit Lagerlogistik selbst die längste Zeit nichts am Hut, weil ich das Thema langweilig fand. Diese Ignoranz hätte mich nach dem ersten Drittel meiner Selbständigkeit unternehmerisch um ein Haar den Kopf gekostet. Bezeichnenderweise in einer Phase um die Jahrtausendwende, als ich mit der Fitness Company erstmals die Umsatzgrenze von hundert Millionen, damals noch in Schilling, überschritten hatte.

Es hatte sich wie ein Schwelbrand entwickelt. Langsam, unter der Oberfläche. Lange waren wir mit unseren selbst gebastelten Logistik-Lösungen gut genug über die Runden gekommen. Doch mit dem Verkaufserfolg wuchsen die

Lagerbestände. Nicht ein paar hundert, sondern tausende Teile mussten mittlerweile gelagert und gemanagt werden. Und nun rächte sich, dass wir nicht professionell aufgestellt waren. „Nicht professionell" ist höflich ausgedrückt, es war dilettantisch.

Je erfreulicher sich Absatz und Warenumschlag in der Fitness Company entwickelten, umso größer wurde das Chaosmanagement. Als hätten Kobolde ihr Unwesen getrieben und jede Nacht Unordnung in Lagerbestand und Aufzeichnungen gebracht, sodass wir am nächsten Tag wieder von vorne anfangen mussten.

Die dauernden Suchaktionen nach Einzelteilen waren nicht nur frustrierend, sie banden auch enorm viel Aufmerksamkeit, sodass es schwieriger wurde, den hohen Ansprüchen gegenüber den Kunden gerecht zu werden. Die Situation war im Grunde grotesk: Direkt proportional zum geschäftlichen Erfolg, zum kaum bewältigbaren Wachstum, zur Markenstärke und zur steigenden Reputation innerhalb der Branche wucherte in mir diffuse Unsicherheit bis hin zur Existenzangst.

Aus der wirtschaftlich anspruchsvollen Frühphase meiner Selbständigkeit kannte ich dieses Gefühl nicht. Es überkam mich, als es dafür – oberflächlich betrachtet – keinen Grund gab. Das verunsicherte mich doppelt. Doch wie sich herausstellte, war die scheinbar unbegründete Angst eben nicht unbegründet: Sondern eine würdige Wächterin über die Zukunft meines Unternehmens, das ich mit Liebe, Herzblut und Risikobereitschaft unter großen Entbehrungen im Privatleben aufgebaut hatte. Die Angst entsprang derselben Quelle wie alle guten Entscheidungen, die ich getroffen habe. Bauchgefühl, Intuition, Instinkt? Jeder benennt diese innere Instanz anders.

Es gibt zeitliche Koinzidenzen, die man nicht intellektuell verstehen, aber bestaunen kann: Im Augenblick, in dem ich am ersten Tag nach der Eröffnung die Firma betrat und durch den Showroom ging, war mir ein Satz von Nerio präsent. Er hatte ihn beim Opening seines „Technogym Village" 2012 gesagt. Und dafür vom früheren US-Präsidenten Bill Clinton, der als Ehrengast gekommen war, Szenenapplaus bekommen. „Wir feiern hier keine Zielankunft", sagte Nerio, „wir wärmen uns für einen Neustart auf." Jetzt verstand ich, was er gemeint hatte.

Nerios Ausspruch beschrieb meine Gefühlslage am Tag eins der neuen Firmen-Ära genau. Das Bauprojekt war abgeschlossen, dieser Meilenstein erreicht, doch tief in mir war eine Gewissheit, damit nicht an ein Ziel, vielmehr an einen Ausgangspunkt gekommen zu sein. Ich spürte, dass uns eine tiefgreifendere Veränderung bevorstand. Die nächste Etappe würde nicht nur die Weiterentwicklung der Firma betreffen, sondern sie würde einen persönlichen Transformationsschritt meinerseits mit sich bringen. Warum? Wohin? Wodurch? Ich wusste es nicht. Etwas in mir war in eine tektonische Bewegung geraten.

Die neue Ära konnte nicht besser starten, als mit Nerio ein Gespräch zu führen. Die beiden doppelten Espressi in italienischer Vollendung standen schon auf dem Tisch. Wir brauchen keinen Smalltalk für soziales Warm-up, und ich stieg direkt in das Thema ein. „Nerio, heute kannst du mit mir über Logistik und Lagermanagement reden. Als wir unseren Distributoren-Vertrag unterschrieben haben und die Fitness Company dein Partner für Österreich wurde, hätte ich dir sagen müssen: ‚Sorry, frag mich bitte nicht über Logistik, ich habe nicht die geringste Ahnung.' Zum Glück hast du nie gefragt. Zum Glück musste ich nie antworten."

Nerio lachte schallend. Diese „Against all odds"-Geschichten über die Überwindung von Schwierigkeiten und das Gelingen von Dingen durch Versuch und Irrtum inspirieren ihn. Sie sind der Stoff seiner Biografie und der Markengeschichte von Technogym. Echte Pioniere reisen selten auf asphaltierten Straßen. Er war neugierig auf meine persönliche Millenniums-Geschichte und was es dabei mit der Lagerlogistik auf sich hatte, welche Metapher sich dahinter verbarg.

Im Rückblick sehe ich das Jahr 2000, in dem ich 31 Jahre alt wurde, als Schwelle zur Reife an. Fast ein Jahrzehnt arbeitsintensiver Unternehmensaufbau lag zu diesem Zeitpunkt hinter mir, in dem 90-Stunden-Wochen nicht die Ausnahme, sondern die Regel gewesen waren. Hochs und Tiefs hatten sich abgewechselt. Bei einem solchen Pensum entwickelt sich gern ein Tunnelblick, wenn man jung ist, in voller Kraft steht und von einer enormen inneren Begeisterung getragen wird. Ich war einer der wesentlichen Treiber einer Vision der Fitnessbewegung in Österreich, mit einem enormen Marktpotenzial quer durch alle Generationen. Dieser junge Markt wurde anfänglich von niemandem wirklich ernst genommen.

Außer vom besten Management-Coach der Welt, meiner Großmutter. Sie ließ sich von mir das Geschäftsmodell erklären – einen Businessplan im heutigen Verständnis gab es nicht. Die Oma meinte: „Oh ja, Gottfried, ich glaube, das haut hin, mach das!" Obwohl der „Markt", von dem ich fabulierte, ja gar nicht existierte. 1988 gab es hierzulande hundert Fitnessstudios und weniger als 30.000 Fitnessbegeisterte, die in muffigen Souterrains mit rostigen Hanteln und auf klapprigen Geräten trainierten. Meist junge Männer mit dicken Oberarmen wie ich, Muskel-Nerds, die von Ruhm und einer internationalen Karriere im Bodybuilding träumten. Heute geht in Österreich mehr als eine Million Menschen regelmäßig in eines von 1.300 Fitnesscentern, längst Normalität für Menschen aller Bevölkerungsgruppen und Alterskohorten.

Ich behaupte nicht, das in dieser Dimension präzise vorhergesehen zu haben. Vielleicht eher als abstrakte Chance. Mein Kalkül war: wenn sich eine Fitnessbewegung etabliert, dann mit enormem Wachstumspotenzial. Wahrscheinlich schloss ich induktiv von meiner Faszination für das Thema Fitness auf das Ganze. Großmutters Segen und die intuitive Idee dieser möglichen Zukunft für eine ganze Industrie haben 1991 den Ausschlag gegeben, die Fitness Company zu gründen. Mit einem gebrauchten Lieferwagen, aus den USA importierter Fitnessbekleidung, Sporternährung aus Europa und Technogym-Fitnessgeräten fing ich an.

Auf mich traf damals der Satz „Er war zum richtigen Zeitpunkt am richtigen Ort" zu. In den 1990er-Jahren baute sich die Fitnesswelle von Jahr zu Jahr höher auf, und ich surfte auf deren Kamm. Ständig damit beschäftigt, nicht vom Brett zu fallen. Das Wachstumstempo der jungen Branche, der Hype um Produkte, tagtäglich neue Geschäftsmöglichkeiten: Mein Alltag glich jenem von Big-Wave-Surfern im portugiesischen Nazaré.

Anaerober Dauerzustand: Die Aufbauphase der Fitness Company zu einer bemerkenswerten Größe war wie ein einziger Adrenalinrausch. Agieren und Reagieren fühlte sich lebendig, der geschäftliche Erfolg trotzdem unverwandt an. Das Erreichte drang nicht bis zu mir durch, nicht bis in das Herz. Nie legte es sich in ein Gefühl innerer Gelassenheit oder Genugtuung um. Stattdessen jagte mich eine diffuse Angst, nicht genug zu tun. Heute weiß ich: Dieses Leben am Anschlag wird zu einem sich selbst verstärkenden Kreislauf und provoziert mehr des immer Gleichen – Stress, der chronisch wird.

Um die Jahrtausendwende reflektierte ich meine persönliche Entwicklung als Mensch und die der Firma erstmals im Zusammenhang. Altersadäquat, am Anfang des vierten Lebensjahrzehnts. Etwas passte nicht zusammen zwischen Bestärkungen wie „Gottfried, jetzt hast du es geschafft!" und dem, wie es in mir drinnen aussah. Für mich war damals jeder Wachstumsschritt und jeder Meilenstein eine neue Erfahrung. Nie hatte ich ein Bezugssystem, an dem ich mich hätte orientieren können. Keinen Mentor, der mich begleitet hätte. Eine Gründerkultur wie heute, mit besonderen Programmen für Jungunternehmer, die Wissenstransfer und Lernen von den Besten sicherstellen, existierte nicht, nicht für unsere Branche. Ich war auf mich allein gestellt und fühlte mich oft einsam in strategischen Entscheidungen.

Rückblickend verstanden: Eben weil für mich in meinem Pioniergeist alles Neuland war, hatte ich mich von der Dynamik dieser Zeit einfach mitreißen lassen. Es war die Gründerphase der Fitnessbranche, und ich war nicht nur dabei, sondern mittendrin. Die hohe Geschwindigkeit bewirkte Unschärfen in der Wahrnehmung. Als junger Chef der Fitness Company übersah ich Analogien zwischen körperlicher und unternehmerischer Fitness. Echte Verbesserung tritt, im Sport wie in der Wirtschaft, in den Erholungspausen und Reflexionsphasen ein. Das hatte ich lange ignoriert. Was im Umkehrschluss bedeutet: Ohne Pausen gibt es keine Weiterentwicklung. Körperliches Training muss alle Grundelemente wie Kraft, Ausdauer, Beweglichkeit, Koordination und Schnelligkeit beinhalten, um Dysbalancen zu vermeiden. Ebenso verhält es sich im Unternehmertum: Es braucht jede Fähigkeit – im übertragenen Sinn: den gesamten Organismus –, um Homogenität in einer Organisation zu gewährleisten. Das war bei uns nicht der Fall.

Es war eine Zeit, die nur ein Paradigma kannte: Gas geben. Ich kam aus dem Verkauf, liebte ihn wie nichts anderes, wir hatten unsere ganze Kraft von Beginn an auf den Vertrieb konzentriert. Deshalb waren wir dort die Innovativsten der Branche, und der Erfolg gab uns, vordergründig, recht. Selbst an dem für Vertriebsorganisationen neuralgischen Punkt, an dem das Team ständig wuchs, gelang es, die Pace im Verkauf zu halten. Die Medaille hatte eine Kehrseite: Bereiche, zu denen weniger Affinität bestand, vernachlässigten wir. Logistik vor allem. Was zwangsläufig zu einem Phänomen in der Firma führte, als hätten wir im Fitnessstudio immer nur Bizeps trainiert, aber nie die Beine. Verspannungen bewirken Schonhaltungen. Schonhaltungen bewirken noch mehr Verspannungen. Eine Spirale, die nach unten führt.

Logistik ist das Rückgrat der inneren Ordnung in einem Handelsunternehmen. Irgendwann ließen sich die Defizite nicht durch noch mehr Einsatz und Improvisation kompensieren. Eine Tatsache, die unser Zusammenhalt lange Zeit verdeckt hatte: Wir waren ein verschworener Haufen. Eine Fitness-Gang. Ein Bestseller-Rudel. Entschlossen, die Umsatzgrenzen immer weiter zu verschieben. Allerdings mit wenig Talent zu kritischer Selbstreflexion und realistischer Einschätzung der eigenen Kapazitäten. Die klassische Verlaufskurve: Je mehr wir uns von Erfolg zu Erfolg pushten, desto vernehmlicher wurde die Stimme in mir, die nach innerer Konsolidierung verlangte.

Um mit dem Tempo, das wir uns selbst auferlegten, Schritt zu halten, brauchte es Veränderung. Das Dauer-Troubleshooting, zu dem wir in der Logistik gezwungen waren, wurde statt weniger mehr. Egal was ich versuchte. Bis mir klar wurde: „Wir brauchen externe Unterstützung, um uns aus der Zwangslage zu befreien und Strukturen und Prozesse in der Fitness Company anzupassen. Die Pole-Position nützt nichts, wenn wir im Rennen fast aus der Kurve fliegen." Hätte ich damals diesen Aspekt ausgeblendet, mich von der rasanten Umsatz-Entwicklung blenden lassen und im vermeintlichen Erfolg gesonnt, gäbe es wohl die Fitness Company heute nicht mehr.

Nerio hatte meinen Schilderungen gebannt zugehört. Nach einer kurzen Stille sagte er: „Was du beschreibst, ist genau das, was ich mir selbst und meinem Team immer wieder einschärfe: Selbstzufriedenheit ist Gift. Sie infiltriert deine Gedanken, deine Entscheidungen, dein Handeln – so verlierst du den Hunger, besser zu werden und dich zu entwickeln. Es war wichtig für dich, deinem eigenen Erfolg gegenüber skeptisch zu bleiben, als das unangebracht schien. Ich versuche bis heute, mich möglichst oft mit Menschen zu umgeben, die etwas viel besser können als ich selbst. Das ist mitunter unangenehm, weil man mit der eigenen Unwissenheit konfrontiert wird. Gleichzeitig ist es die einzige Garantie, die eigene Entwicklung nicht aus den Augen zu verlieren, nicht stehen zu bleiben, erst recht dann nicht, wenn uns erreichte Ziele dazu verleiten könnten."

Ich bewundere Nerio für die Gabe, komplexe Zusammenhänge auf den Punkt zu bringen. Was er da eben gesagt hatte, war eine Parabel auf den persönlichen Umgang mit Erfolg. Das Prinzip des Forderns und der Förderung, das Führungskräfte gerne strapazieren, greift nur, wenn man bei sich damit anfängt. Das Leben ist keine geometrische Figur, die Schlagwortwolke der Begriffe, die mit „Selbst" anfangen, ein Labyrinth. Wo ist das sichere Terrain von Selbstliebe und Selbstwirksamkeit? Wo verläuft der Graubereich zum Selbstbetrug? Was ist konstruktive Selbstkritik? Und wo kippt sie in Selbstsabotage?

In Momenten des Erfolgs hilft, sich selbst im ganzen Bild zu sehen. Eine Beobachterposition aufzubauen. Eine gesunde innere Distanz zur eigenen Wichtigkeit, ohne sich abzuwerten und ohne sich auf vertrocknetem Lorbeer auszuruhen. Keine unserer Leistungen ist unser Werk allein! Errungenes hat viele Mütter und Väter. Ein liebevoller Umgang mit sich selbst bedeutet nicht, sich ständig selbst auf die Schulter zu klopfen, sondern Kontakt zum inneren Streben nach Verbesserung und Veränderung zu halten. Zu akzeptieren, dass das Unbekannte unbequem ist. Wir haben in jedem Lebensbereich eine innere Weckuhr mit Stagnationsalarm und wissen, wann es Zeit ist, neu aufzubrechen, davon bin ich überzeugt. Doch dieser Wecker hat eine Snooze-Taste – und wer sie zu oft drückt, wacht zu spät auf oder erlebt immer dasselbe.

Das wollte ich damals, im Jahr 2000, vermeiden. Ich stammte nicht aus einer Unternehmerfamilie, hatte kein Wirtschaftsstudium absolviert und nie außerhalb meines eigenen Unternehmens Führungsverantwortung getragen. In meiner Dokumentenmappe finden sich ein Pflichtschul- und Lehrabschluss, der Rest sind Seminare an der Universität des Lebens. Als Autodidakt in Unternehmensführung war ich mit der Fitness Company weit gekommen, doch für einen nächsten Schritt brauchte es Expertise für einen solideren Unterbau. Das Kuddelmuddel in der Logistik, das so viel Aufmerksamkeit band, war nur das augenfälligste Symptom dafür gewesen, dass ich mit meinem Chef-Latein an eine neue Grenze kam. Wer mir Nachhilfe geben konnte, wusste ich nicht. Zwar hatte ich viele Bücher über Managementstile und Organisationsentwicklung gelesen, doch für die anstehende Operation am offenen Herzen der Fitness Company suchte ich etwas Ganzheitliches, das mir als Mensch und Unternehmer einen sicheren Bezugsrahmen geben konnte.

Google war im Jahr 2000, zwei Jahre nach seiner Gründung, noch Suchmaschine des Portals Yahoo. Ich weiß nicht mehr, was ich damals als Suchanfrage eingegeben habe, jedenfalls blieb ich eines Nachts am melodiösen Klang des Begriffes „Kaizen" hängen. Der setzt sich im Japanischen aus Kai (Veränderung, Wandel) und Zen (zum Besseren) zusammen. „Genau mein Ding!", dachte ich in diesem Moment, und je mehr ich darüber las, desto begeisterter wurde ich.

Im Unterschied zum Mainstream der Management-Literatur hatte Kaizen ein philosophisches Fundament. Nach der desaströsen Niederlage der Japaner im Zweiten Weltkrieg brauchten sie einen Plan, um ihre Wirtschaft wieder in Gang zu bringen. Während sich im Westen Unternehmer und Gewerkschaften Auseinandersetzungen in der Machtverteilung an den üblichen Demarkationslinien lieferten, stand in Japan, ausgehend von der Familie Toyota, schon das Gebot menschlicher Augenhöhe im Mittelpunkt neuer Führungskultur. Dort hatte man erkannt, dass der Mensch das einzig wahre Kapital und die Konstante in Unternehmen ist. Erst recht, wenn eine ständige Verbesserung in kleinen Schritten zum obersten Ziel erklärt wird: Wenn die Menschen von einer Idee nicht überzeugt sind, scheitert sie.

Kaizen ist die Synthese dessen, was japanische Manager an Führungsstrategien entwickelt hatten, in ein klares, einfaches Konzept gegossen. Es verschafft Überblick und gibt unmittelbar Sicherheit, weil es alle Dimensionen eines Unternehmens erfasst: Prozesse, interne wie externe Kunden, Qualität auf allen Ebenen und, ganz wichtig, konstruktiven Umgang mit Kritik. In der Kaizen-Philosophie ist Kritik nicht nur erlaubt, sondern erwünscht. Allerdings nicht in Form von Schuldzuweisungen, sondern als ein kulturelles

KAIZEN HAT MEINE WELT VERÄNDERT

Die japanische Management-Philosophie Kaizen hat unser Unternehmen nach der Jahrtausendwende auf ein anderes Level gehoben.

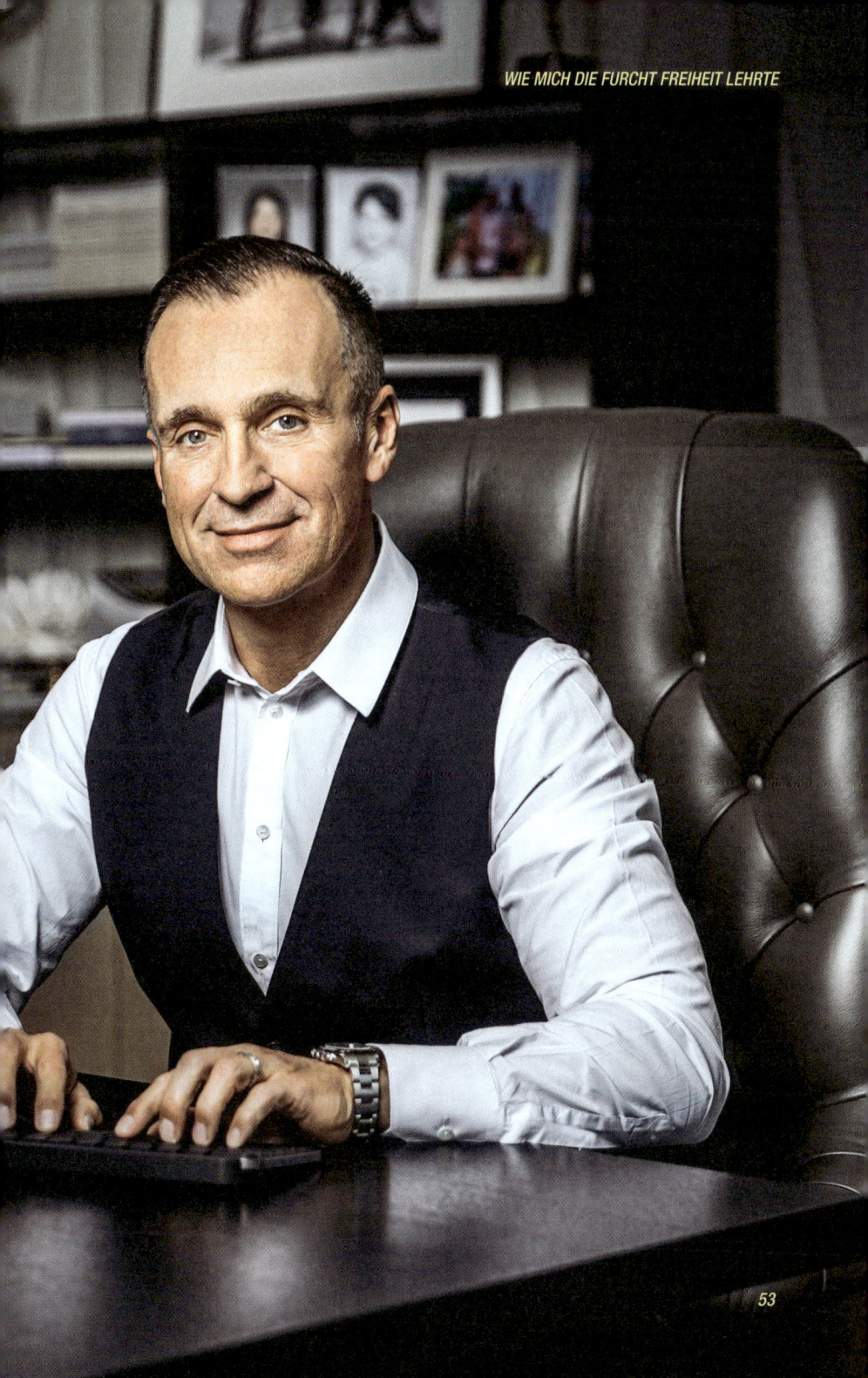

Selbstbekenntnis, um sich im Sinne des Gemeinsamen dabei zu unterstützen, Fehler zu eliminieren und optimale Arbeitsbedingungen zu schaffen.

Was gut läuft, wird zum Standard, damit Lösungen nicht jedes Mal neu gesucht und gefunden werden müssen. Voraussetzungen, die jeder im Kaizen-Konzept persönlich einbringen muss: grundsätzliche Bereitschaft zur Entwicklung und den Willen, in sich Eigenschaften zu kultivieren, die ohnehin als erstrebenswert gelten – Ordnung, Sauberkeit, Disziplin. Alte Werte, die nie an Aktualität verlieren.

Je tiefer ich in die Materie vordrang, desto mehr poppten bei mir Bilder aus japanischen Unternehmen auf, in denen die kollektiv angetretene Belegschaft Appelle auf dem Firmengelände rezitierte. Was nach fernöstlicher Logik einleuchtend klang, schien mir das krasse Gegenteil zu unserer Auffassung von einem guten Arbeitsklima zu sein – Oberösterreich war eben nicht Japan. In der Fitness Company waren wir zwar Anpacker mit Herz, Hirn und Hand, wir lebten unsere Jobs als persönliche Mission. Ob wir als Team wirklich bereit sein würden, unseren Hang zum schlampigen Genie dem Gründlichkeitsgehorsam asiatischer Prägung zu unterwerfen, war fraglich.

Bis dahin waren wir Herausforderungen ausnahmslos mit dem Mantra „Machen wir schon irgendwie!" begegnet. Betonung auf „irgendwie". Gerechtfertigte Kritik, hartes Feedback in Sachfragen glätteten wir in unserer „Einer für alle, alle für einen"-Blase gerne mit einem „Ist ja jetzt wurscht". Wir hielten zusammen und hatten es lustig miteinander, aber eine echte Fehler- und Konfliktkultur hatten wir nicht. Meine Auseinandersetzung mit Kaizen konfrontierte mich mit der unangenehmen Wahrheit, dass wir alle miteinander erwachsener werden mussten, um auf Erfolgskurs zu bleiben. Dazu gab es keine Alternative.

Zunächst versuchte ich, mich in kleinen Schritten selbst auf Kaizen-Linie zu bringen. Nur wenn ich selbst vom neuen Weg intrinsisch überzeugt war, konnte ich andere überzeugen. In der Theorie klang alles einfach: Niemand liebt aus innerer Überzeugung Chaos, niemand hat es lieber dreckig als sauber, niemand ist gern unpünktlich und unzuverlässig. Ich machte mir einen Sport daraus, Kaizen-Prinzipien in meinem Alltag anzuwenden.

Endgültig überzeugt hatten mich die „sieben Muda", im Kaizen so etwas die sieben Todsünden der Verschwendung von Ressourcen in Unternehmen. Ineffiziente (Lager-) Bestände. Überproduktion. Überflüssige Transportwege. Sinnlose Wartezeiten. Entbehrliches Nacharbeiten. Umständliche Bewegungsabläufe. Komplizierte Herstellungsprozesse. Einige dieser Beschreibungen hätten in der Fitness Company verfasst worden sein können. Je öfter ich unseren Arbeitsalltag durch die Kaizen-Brille betrachtete, desto zwingender erschien mir eine Transformation des ganz normalen Wahnsinns. Das bewirkte einerseits Neugierde und Vorfreude. Andererseits hatte ich einen Heidenrespekt vor dem Kultur-Clash, den Kaizen in der Fitness Company mutmaßlich auslösen würde. Meine naive Hoffnung war: Wir werden das als Teambuilding verstehen.

Eines Tages kam dann der Kaizen-Berater in die Firma. Ein Klemmbrett mit ein paar Zetteln, eine Stoppuhr und ein Bleistift waren alles, was er dabeihatte. Er winkte ab, als ich ihm den Status quo der Fitness Company, speziell in der

Logistik, erklären wollte. Stattdessen setzte er sich nur ins Lager und beobachtete die Routineabläufe. Nach ein paar Stunden schien er zu wissen, was er wissen musste. Er legte sein Klemmbrett mit Skizzen und Zeiten auf den Tisch und begann in ernüchternder Präzision mit seiner schonungslosen Analyse, wie wir seiner Beobachtung zufolge wirklich werkten.

Wege, Handgriffe, Regalpositionierungen: Kein Detail war dem Mann verborgen geblieben. In seinem Resümee verzichtete er auf Diplomatie, und meine Befürchtungen bewahrheiteten sich: Wir büßten an allen Ecken und Enden Energie und Zeit ein durch die Art und Weise, wie wir arbeiteten. Nach der Kaizen-Belehrung waren für mich zwei Dinge sonnenklar. Erstens: So wie bisher konnten wir auf keinen Fall weitermachen, das würde den direkten Weg in den Abgrund bedeuten. Und zweitens: Ich würde die gesamte Organisationskultur an der Kaizen-Philosophie ausrichten. „Eines, Herr Wurpes", sagte mir der Berater noch, quasi nebenher, „müssen Sie sich bewusst machen: Nicht alle werden den Weg mitgehen. Innerhalb von drei Jahren werden Sie siebzig Prozent Ihres aktuellen Teams verlieren!"

Ich versuchte, die Wucht der Prognose wegzuatmen. Und sagte den Stehsatz, den es im Kaizen nicht gibt: „Das machen wir schon irgendwie." Mein Entschluss, die Sache durchzuziehen, stand fest. Dieses Unternehmen brauchte einen radikalen Wandel. Sofort, nicht erst, wenn die Probleme größer wurden.

Wir starteten einen umfassenden Reorganisationsprozess, und es stellte sich heraus, dass Kaizen das passende

Instrumentarium für die Fitness Company war. Auch mit seiner Personal-Prophezeiung behielt der Berater recht: Viele konnten oder wollten den neuen Weg nicht mitgehen. Ich verstand sie, denn die Umstellung bedeutete ein Maß an Selbstverpflichtung, das für sie als an unseren Arbeitsstil gewöhnte Freigeister nur schwer zu verdauen war. Für mich war es ein hartes, aber wichtiges Learning, dass mitunter nur Abschiede neue Anfänge ermöglichen.

Ich hatte die Firma jahrelang wie einen Freundeskreis aufgebaut und geführt. Jede und jeder konnte mit ihren bzw. seinen Stärken, Schwächen und Eigenheiten sein, wer sie oder er war. Mal besser drauf, mal schlechter. Ich hatte nun anzuerkennen, dass dies bei der Firmengröße nicht mehr als Strategie taugte. Um erfolgreich zu bleiben, brauchten wir Spielregeln und Klarheit, was wir gut machen und was nicht.

Es ging um eine Kultur, in der nicht nur erlaubt, sondern gefordert war, uns selbst ständig zu hinterfragen. Bis dahin hatte das Credo „Passt schon!" geherrscht. Und ich zu oft geschwiegen, wenn ich anderer Meinung war. Wenn wir uns etwa auf ein Minimum von fünf Kundenkontakten pro Teammitglied und Tag verständigt hatten und Einzelne im Vertrieb kamen nur auf zwei, galt Schulterzucken nicht als akzeptable Antwort. Warum ist das so? Welche inneren oder äußeren Hindernisse sind zu beseitigen? Wie kann die Situation verbessert werden? Wie stellen wir sicher, auf dem richtigen Weg zu sein? Alles und jedes kam unter das Mikroskop dieser Kaizen-Fragen für mehr Klarheit und Konkretheit. Dass dieser Prozess nicht angenehm war, versteht sich von selbst.

Ich hatte Entscheidungen zu treffen, die mir den Schlaf raubten. Lernte dabei aber allmählich, zwischen meinen persönlichen Sympathien und Vorlieben auf menschlicher Ebene und dem, was das Team, das Unternehmen, die Struktur und der Markt brauchten, zu differenzieren. Jedes Mal, wenn sich herausstellte, dass das eine mit dem anderen nicht in Übereinstimmung zu bringen war und ich Menschen kündigen musste, stürzte in mir eine Welt ein.

Diejenigen freilich, die damals aus innerer Überzeugung mitgezogen haben, arbeiten noch heute mit mir gemeinsam. Kaizen war ein einschneidender Veränderungsschritt, doch es hat uns letztlich enger zusammengeschweißt, weil wir endlich ein Navigationssystem und einen gemeinsamen Standard in unserer Zusammenarbeit hatten.

Nerio hatte die Philosophie von Kaizen gekannt, aber nicht gewusst, wie fundamental ich sie in der Fitness Company umgesetzt hatte. Nicht, dass sie mit anderen Zertifizierungen die theoretische Basis für unserer Effizienz ist. Nach einem nochmaligen Rundgang durch den Lagerbereich und entsprechenden Erklärungen, wie wir mit Kaizen von A nach B gekommen waren, bekräftigte Nerio, was er bei der Eröffnung angekündigt hatte: „Ich komme so schnell wie möglich mit einem Expertenteam wieder. In drei Wochen, damit alle dabei sein können. Mir ist wichtig, dass unsere Leute hier den Livebetrieb sehen. Im Headquarter können wir von eurem Wissen profitieren, auch für andere Technogym-Länder ist dein Logistikzentrum ein Zukunftsmodell." Eine wohltuende Entschädigung für das viele Lehrgeld, das ich zwanzig Jahre davor bezahlt hatte.

Nerio verabschiedete sich. Er fuhr zum Flughafen, wo sein Privatjet abflugbereit war. „Bis bald!", sagte ich. Kaum eine Woche später sollten wir einander beim internationalen Distributorentreffen wiedersehen. Was wir beide nicht ahnen konnten, war, dass es ein Abschied für lange Zeit sein würde.

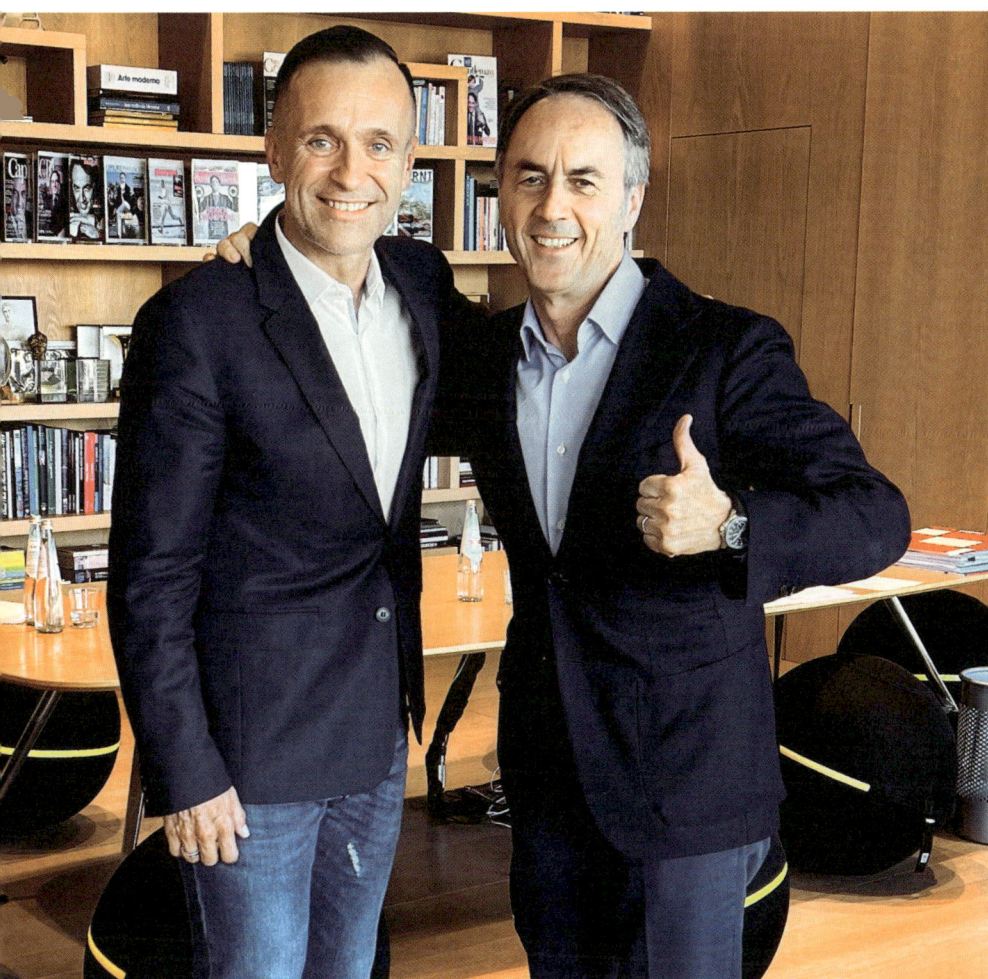

KAPITEL 3

DIE INVERSION DER KRISE

Wie ich im Nebel neue Horizonte fand

Nach den Adrenalinschüben hyperaktiver Monate verbrachte ich das erste freie Wochenende mit meiner Familie zu Hause und ganz ohne konkrete Pläne. Ich freute mich über zweieinhalb volle Tage Freizeit, auf Sport, auf Cocooning und Alltag mit meiner Frau und den Kindern. Nur braucht auch Muße Übung: In mir scharrte unaufhörlich eine Ruhelosigkeit, gelegentlich abgelöst von einem Gefühl der Leere.

Menschen, die ähnlich getaktet sind wie ich, kennen den kalten Entzug nach getaner Pflicht. Die leisen Molltöne, wenn große Schritte gemacht sind, und den Phantomschmerz abgehakter Lebensziele. Erreichte Meilensteine werden bedeutungslos, und was bleibt, ist ein Vakuum. Es wandelt sich erst mit der Zeit in Raum für Neues um, das aus der Zukunft auf einen zukommt. Ich stellte mir vor, wie sich auf einer inneren Festplatte Terabytes an Baustellendaten löschten.

Während dieses Formatiervorgangs am Wochenende nahm ich mir ausgiebig Zeit zum Lesen. Dieser Februar 2020 hatte sich angefühlt wie ein irrlichternder April oder Mai und schrieb sich als zweitwärmster je erfasster in die Geschichte von 253 Jahren meteorologischer Messungen ein. Ich bin im August geboren, ein Kind des Sommers, für die Wärme geschaffen. Meine wiederkehrende Flucht aus der Nebeltrübheit unserer kalten Jahreszeit in fremde Gefilde mit viel Meer und Sonne bedeutet nicht, dass ich die Jahreszeiten nicht lieben würde.

Dass dieser Februar um vier Grad wärmer gewesen war als der „ewige" Durchschnittswert, triggerte alles, was in meinem Kopf unter dem Schlagwort „Klimakrise" gespeichert war. Zumal sich dieser Medienbericht über die lokale Erderwärmung mit Informationen aus der Akademie der Wissenschaften über einen dramatischen Rückgang der Artenvielfalt in Österreich überschnitt: Mit 3.000 Pflanzen- und 54.000 Tierarten seien wir eines der artenreichsten Länder Mitteleuropas, in Sachen Biodiversität eine Insel der Seligen – doch die Forscher warfen die Frage auf: Wie lange noch? Ihre Erkenntnisse wiesen Alarmierendes aus: Brutvogelarten sind bei uns innerhalb von zwanzig Jahren um 42 Prozent zurückgegangen.

Solche Nachrichten verursachen Schmerzen im Herzen eines Vaters von vier Kindern, der sich für sie nichts sehnlicher wünscht als eine lebenswerte Zukunft. Daten, Zahlen und Fakten über den Klimawandel haben eine andere Eindringlichkeit, wenn sie sich auf das Gebiet vor der eigenen Haustür beziehen und nicht auf entfernte Weltgegenden. Man sieht die Kleinen spielen und denkt: Wie wird die Welt sein, wenn ihr einmal groß seid? Es hätte leichter verdauliche Lektüre gegeben. Selbst überzeugte Optimisten erleben pessimistische Momente.

Ein Phänomen, das mir hingegen keinerlei Sorgen bereitete, war das Corona-Virus. An diesem seltenen 29. Februar waren bis abends in Wien, Tirol, Niederösterreich und der Steiermark zehn Infektionsfälle nachgewiesen worden. Der Bundeskanzler sagte eine geplant gewesene USA-Reise ab, die Regierung sprach eine Empfehlung für Händewaschen und Abstandhalten zur Prävention aus. Für Menschen mit Erkrankungssymptomen wurde eine Telefonhotline eingerichtet.

Ich hielt das für angemessen: erhöhte Aufmerksamkeit ohne Alarmismus. Wie viele andere hatte ich die Aufregung um die „Zum-Glück-doch-nicht-Pandemien" SARS und Vogelgrippe in Erinnerung, die nach der Jahrtausendwende für Schlagzeilen sorgten. Ich redete mir ein: „So wird es auch diesmal sein: Es wird nichts sein." In Österreich würde keine ähnlich dramatische Situation entstehen können wie in der chinesischen Provinz Wuhan, wo das Virus seinen Ursprung hatte. Zwar waren die Katastrophenbilder aus China verstörend, doch an verstörende Bilder aus China hatte man sich gewöhnt. Wuhan war eine andere Welt, vielleicht medizinisch nicht auf unserem Stand und die Rigidität chinesischer Behörden bekannt. Dass dieses Wochenende unser aller Leben und die Zeitgeschichte in eine Ära vor und mit Corona teilen würde, auf diesen Gedanken wäre ich nicht gekommen.

Doch das änderte sich. Wenngleich mit einem Verzögerungseffekt. Entsprechend den Empfehlungen deckten wir uns in der Fitness Company mit einem soliden Vorrat von dreißig Litern Desinfektionsmittel ein. Zum Wochenanfang waren österreichweit 24 Fälle bekannt. Vorsichtshalber wurden erste Großveranstaltungen abgesagt. Übertrieben, fand ich.

Als teilweise schon von einer möglichen Epidemie gesprochen wurde, bemühten andere die landläufige Analogie, Corona sei ja bloß eine Grippe 2.0. Das epidemische Ausmaß der klassischen Influenza lag damals, jahreszeitentypisch, ungleich höher als die Covid-19-Fallzahlen. Mir war zunächst nicht bewusst, was bei mir ablief: Verleugnung als ein Weg, mit nahenden Bedrohungen umzugehen.

Jeder hat seine Markierungen auf der dreijährigen Corona-Zeitleiste. Ich weiß noch, wann ich erstmals die Balance in meiner „Geh! Wird schon nicht so arg sein"-Haltung verlor: als das Absage-Mail aus der Technogym-Zentrale kam. Beim internationalen Distributoren-Meeting hätte ich Kolleginnen und Kollegen aus mehr als hundert Ländern treffen sollen. In dreißig Jahren war die Zusammenkunft nie abgesagt oder auch nur verschoben worden.

Der Termin ist in unserer Organisation ein unumstößlicher Fixpunkt und genießt oberste Priorität: Es mussten triftige Gründe sein, dass unser CEO die Chance auslie ß, uns, seine weltweiten Partner, auf gemeinsame Ziele einzuschwören. Stutzig machte mich die Kurzfristigkeit der Terminstornierung. Sie kam am Tag vor dem geplanten Datum. Begründung? Corona. Ich fragte mich, ob alle noch zeitgerecht erreicht worden waren oder sich manche schon auf ihrem Flug nach Italien befanden. Es war das erste Mal, dass ich in Bezug auf dieses Virusgeschehen ein Unwohlsein in der Magengegend verspürte. Also rief ich Bernhard an. Er ist seit Jahren mein Nachbar und engster Freund, der Mediziner meines Vertrauens und Hausarzt der Familie. Ich schätze ihn für seine diagnostische Exzellenz und Besonnenheit. „Bernhard, wie ernst müssen wir denn das mit Corona nehmen?" Er antwortete: „Nach allen Informationen, die ich bis jetzt habe: sehr ernst." Die Sorge in seinem ansonsten empathisch-bestärkenden Landarzt-Tonfall war unüberhörbar.

Was nach diesem Gespräch geschah, komprimiert meine Erinnerung zu einem Stroboskop-Effekt. Die Welt raste von null auf hundert in einen Krisenmodus. Fallzahlen explodierten. Dashboards und dunkelrote Landkarten zeigten an, was für denkunmöglich gegolten hatte: Die Menschheit war in einem globalen Teilchenbeschleuniger gefangen, wo Aerosole das Corona-Virus mit Lichtgeschwindigkeit zur Pandemie potenzierten.

Die besorgniserregenden Nachrichten bohrten sich wir Akupunkturnadeln in die bemühte Selbstbeschwichtigung. In Norditalien eskalierte die Lage. An einem der Tage telefonierte ich wegen eines Marketingthemas mit einem Kollegen in der Technogym-Zentrale. Er gehört zum Team der ersten Stunde und ist fachlich und aufgrund seiner Größe und Athletik eine Respektsperson. Ich kannte ihn bis dato nur als die personifizierte gute Laune. Im Telefonat wirkte er apathisch und am Boden zerstört. „Was ist los?", fragte ich ihn. Seine Antwort hat sich mir tief eingebrannt. „Gottfried, während wir hier reden, stirbt mein Vater allein in einem Sanitätszelt. Ich kann mich nicht einmal von ihm verabschieden, und ich werde auch nicht erfahren, wo er bograben wird. Hunderte, Tausende sterben an dem Virus, ersticken hilflos. Niemand kann helfen, niemand ist bei ihnen."

Seine Verzweiflung nahm mir den Atem. Das war schockierend, beängstigend und trotzdem schwer einzuordnen. In Österreich steigerte sich zwar der Ernst der Lage, aber diskutiert wurden Präventivmaßnahmen wie Schulschließungen oder die Beschränkung der Teilnehmerzahlen bei Veranstaltungen.

Bald erreichten uns die apokalyptischen Fernsehbilder aus der Lombardei: Dort kollabierte das Gesundheitssystem, und vor überfüllten Krankenhäusern stauten sich Rettungswagen. Ärzte entschieden über Leben und Tod:

„Triage" war der Begriff, der nobel klang, aber von beängstigender Brutalität war. Wir sahen Feldlazarette. Und einen Militärkonvoi, der nachts Leichen abtransportierte, weil Krematorien überlastet waren. Das namenlose Sterben war kein Hollywoodfilm, sondern ein „ZiB"-Sonderbericht. Das alles spielte sich nur ein paar Autostunden von uns entfernt ab.

Die Welt war nicht mehr dieselbe. Es kostete enorme Kraftanstrengung, meinen Zweckoptimismus aufrechtzuerhalten und auf andere in Gesprächen bestärkend einzuwirken. Durch und durch hatte ich mich bis dahin als begabten Problemlöser gesehen. Und jetzt? Versagte in dieser Ausnahmesituation jede erlernte Bewältigungsstrategie, ja wirkte lächerlich angesichts des Elementarereignisses.

Kognitiv war mir bewusst, dass ich nichts tun konnte. Emotional war die Situation hingegen kaum zu ertragen. Als wäre ich ein Boxer, der mit verbundenen Augen und in einer Zwangsjacke zum Kampf gegen einen Gegner antreten soll, den er nicht kennt. Innerlich taumelte ich zwischen Angst und Hoffnung, bis der 13. März 2020 kam. Für diesen Freitag gibt es in meinem Gedächtnis nur eine einzige Entsprechung: den 11. September 2001, den Tag der Terroranschläge in den USA. Diese Wucht verblasst nicht in unserer Erinnerung. Sie bahnte sich tiefe Spuren. Nie vergessen wir das Schockierende. Es bleibt ein grellrotes Warnschild in uns.

Wie gewohnt hatte ich mich mit meinem Team in der Fitness Company um acht Uhr früh zusammengefunden. 16 Tage nach der großen Eröffnung roch dort immer noch alles neu. Einziehen ist nicht dasselbe wie ankommen. Letzteres braucht Zeit. Erst recht, da wir inmitten dieser ersten Pandemie eine neue Wirklichkeit im Liveticker miterlebten. An business as usual war nicht zu denken. An diesem Freitag richtete sich die Aufmerksamkeit des ganzen Landes auf einen 14-Uhr-Termin: Zu diesem Zeitpunkt war die Pressekonferenz der österreichischen Bundesregierung zur Corona-Lage angesetzt.

Die Verantwortlichen erschienen pünktlich auf dem großen Bildschirm in unserem Besprechungsraum und verkündeten den ersten Lockdown der Geschichte. Neue Begriffe fielen: „Reduktion sozialer Kontakte", „Schutz vulnerabler Gruppen" und „kritische Infrastruktur". Das ganze Paznauntal wurde unter Quarantäne gestellt, Grenzen nach Italien, zur Schweiz und nach Liechtenstein geschlossen, Flugverbindungen gekappt. Die neue Normalität hielt Einzug: Bis auf Geschäfte für den täglichen Bedarf musste der Handel behördlich schließen, die Gastronomie hatte Sperrstunde 15 Uhr, in Spitälern galt generelles Besuchsverbot. Der Bundeskanzler fasste die Freiheitseingriffe zusammen: „Was notwendig ist, findet statt. Was nicht notwendig ist – Gewand kaufen, Sportveranstaltungen oder selbst in einem Fitnesscenter Sport zu treiben –, all diese Dinge sind für einige Zeit nicht möglich." Wie bitte? Hatte er das so formuliert? Die Fitnessbranche – meine Branche! – sei „nicht notwendig"? Und was bedeutete „für einige Zeit"? Mir wurde heiß und übel. Ich spürte Wallungen aus Unverständnis, Wut und Ohnmacht. Ein Land war im Hausarrest, und alle Fitnessstudios blieben zu? Gleichzeitig war da die Einsicht: Welche Alternativen hätte die Regierung inmitten dieses Chaos mit dem Codenamen „Corona" gehabt?

Unter den gegebenen Umständen hatte es keinen Sinn, das Team länger hierzubehalten. Doch ich musste meinen Mitarbeiterinnen und Mitarbeitern sagen, wie es weitergehen würde. Obwohl ich nicht die geringste Ahnung hatte. Ich ließ alle im Showroom zusammenkommen und schärfte mir ein, eine optimistische Miene zu machen und aufbauende Worte zu finden. Ich stockte schon im ersten Satz. In den Augen meiner Mitarbeiterinnen und Mitarbeiter sah ich Schock, Sorge, Ratlosigkeit, Traurigkeit, Angst. Es war ein naher Moment im Social Distancing. „Geht ins Wochenende! Wir sehen uns Montag, 7.30 Uhr früh in der Firma. Bis dahin wissen wir mehr und legen dann fest, wie wir weitermachen", sagte ich. Sie verließen das Haus. Manche widerwillig. So, als wollten sie mich nicht inmitten meiner neuen Fitness-Vision auf 1.600 Quadratmetern mir selbst überlassen.

Ich war an Freitagnachmittagen oft der Letzte im Büro. Normalerweise liebe ich das, weil das eine produktive Phase ist. Jetzt aber kam ich mir verloren vor. Ich stand da und starrte in diesen riesigen Raum voller Fitnessgeräte. Er wirkte vergrößert, verzerrt und verlor seine Dimension. Als wäre die Szenerie eine wabernde Seifenblase, die jeden Moment platzt. Mein Körper war wie unter Lokalanästhesie. Im Kopf schnitten sich Erinnerungen zu einem psychedelischen Film zusammen: Situationen aus der Kindheit mit Sequenzen der Corona-Pressekonferenz, Begebenheiten von der Eröffnung mit Familienurlauben. Schwarz-weiß, in

Farbe – das wechselte zwischen Superzeitraffer und High Speed. Wie eine Gipsfigur mit Schleudertrauma stand ich im Showroom. Der erste Gedanke, den ich zu fassen bekam, war: „Ist das jetzt der Lebensfilm, den man am Ende sieht?" Die Absurdität riss mich aus meiner Wachtrance: „Blödsinn, du stirbst doch jetzt nicht …"

Die Augen waren heiß, der Mund trocken. Ich bemerkte, dass mir Tränen über das Gesicht liefen. Eine hatte sich den Weg über den linken Mundwinkel bis zur Zunge gebahnt und sorgte dort für eine salzige Geschmackssensation. Wer weint, lebt. „Wann habe ich zum letzten Mal geweint?", fragte es unvermittelt in mir. Ich hatte keine Ahnung, wie lange ich so verharrt hatte. Sekunden? Minuten? Eine halbe Stunde? Die Orientierung in Raum und Zeit kehrte langsam zurück. Ich pumpte mit den Fingern, rieb mir das Gesicht, bewegte mich ein paar vorsichtige Schritte, als hätte ich Wochen nach einer Operation erstmals mein Bett verlassen. Nie hatte ich einen vergleichbaren Zustand erlebt, so eine körperliche Paralyse bei gleichzeitiger mentaler Hyperaktivität.

Tiefe Atemzüge lösten die Restbenommenheit auf. So schnell, wie mich die Ohnmacht in Beschlag genommen hatte, ließ sie mich aus der Umklammerung. Ich rekapitulierte die Fakten: Es war Freitag, der 13. März 2020. Die Regierung hatte wegen der Corona-Pandemie einen nationalen Lockdown verkündet. Bis auf weiteres wurden auch Fitnessstudios und Hotels behördlich geschlossen. Dies würde Folgen für unsere Firma haben, die nicht absehbar waren. Es gab eine Empfehlung für Homeoffice, ich hatte mein Team angewiesen, Montag früh dennoch ins Büro zu kommen. Details zu den gesetzlichen Bestimmungen waren für das Wochenende angekündigt. Das war eine gänzlich neue Situation für mich, das Unternehmen, das Land und die Welt. Die nüchterne Lagebeurteilung war nicht erbaulich, aber sie stabilisierte mich emotional.

Meine Suche nach Lösungen für unvorhergesehene Probleme führt mich meist in den Fahrradraum meiner Firma. Dort zog ich mich um und nahm eines der Straßenrennräder vom Ständer. In der sanft surrenden Symphonie, die Kette, Zahnkränze, Hinterradnabe und Reifen miteinander orchestrieren, schob ich es ins Freie. Begleitet vom Takt klackender Schritte in Fahrradschuhen, die nach Stepptanz klingen. Mich auf das Rad zu setzen ist ein tausendfach erprobter, programmierter positiver Anker, der mich verlässlich aus den Verquerungen des Alltags befreit. Die stehende Ohnmacht im Showroom verpuffte in Vorfreude auf die Radausfahrt. Draußen war alles wie immer. Ein unverdächtig sonniger Tag. Die frische Frühlingsluft duftete nach Freiheit, nicht nach Gefängnis.

Ich stieg auf, klickte die Schuhe in die Pedale, fand im Sattel die richtige Position und rollte los auf die übliche Runde. Die 60-Kilometer-Strecke von Leonding über Aschach an der Donau und wieder retour absolviere ich seit Jahren fast täglich in der Mittagspause. Nach ein paar Metern blieb ich noch mal stehen, um den Radcomputer zu aktivieren, der meine Ausfahrten aufzeichnet. Dieses Tracking bedeutet wörtlich übersetzt „Spurbildung". Eine passende Übersetzung für die Faszination, die Radfahren auf mich ausübt. „Das Leben ist wie Fahrrad fahren. Man muss in Bewegung bleiben, um die Balance zu halten", hat Albert Einstein darüber gesagt. Dass die Trägheit eines Körpers von seinem Energieinhalt abhängt, steht in Einsteins spezieller Relativitätstheorie. Genau das macht Radfahren für mich zu einem Elixier für Körper, Geist und Seele.

Erfahrung ist nicht nur beim Radfahren die Summe aus Erkundung und Erkenntnis. Ich hatte in meinem Leben zwei Schnupperstunden Psychotherapie. Für mich ist Bewegung das geeignetere Medium zur Selbstbeobachtung und Selbstklärung als therapeutische Gespräche. Im übertragenen Sinn ist das Rennrad meine Couch. Meine Psychoanalyse findet mehrmals pro Woche im Sattel statt. Abwechselnd im Einzel-, Paar- oder Gruppensetting.

Anders gesagt: Bin ich mental neben der Spur, bringt mich Radfahren dorthin zurück. Was die Hirnaktivität angeht, ist der Begriff Spurbildung wörtlich zu nehmen: Über die Qualitäten des Radfahrens für Muskulatur, Herz-Kreislauf-System, Immunabwehr und Stoffwechsel ist vieles bekannt – noch faszinierender ist, was sich während einer Tour unter dem Helm abspielt. Die erhöhte Sauerstoffaufnahme – gepaart mit der gleichförmigen, rhythmischen Bewegung – verändert die Biochemie im Gehirn.

Radfahren erhöht die Produktion des Proteins BNDF, das eine wesentliche Rolle im zentralen und peripheren Nervensystem spielt. Es stimuliert die Entwicklung von neuen Synapsen und neuronalen Bahnen im Gehirn und erhöht deren Dichte, was sich förderlich auf alle Denk- und Gedächtnisleistungen auswirkt. Der spürbare Effekt ist meiner Erfahrung nach, dass mit einer Puls- und Trittfrequenz, die nicht zu niedrig und nicht zu hoch ist, das

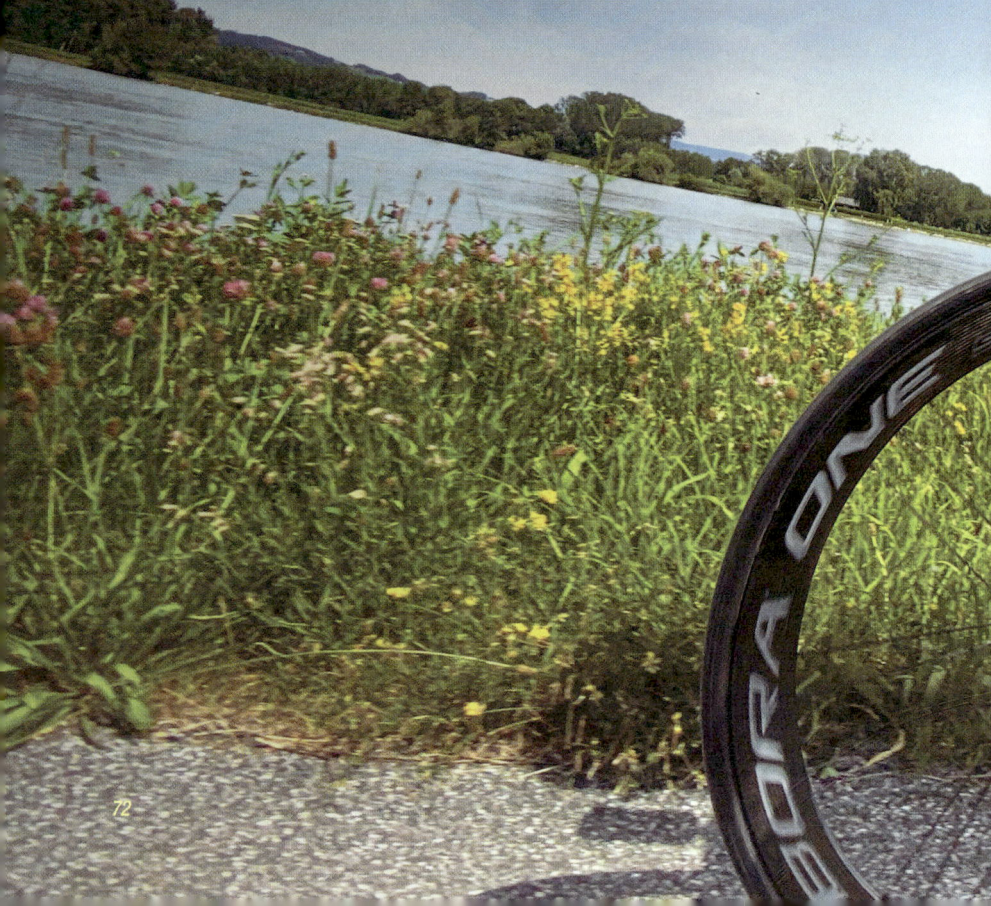

ZEIT AM RAD ALS REFLEXIONSRAUM

Radfahren ist meine Art, mich selbst zu klären. Gerade in schwierigen Situationen. Mittags am Donauradweg finde ich Lösungen, oder besser gesagt: Die Lösungen finden mich.

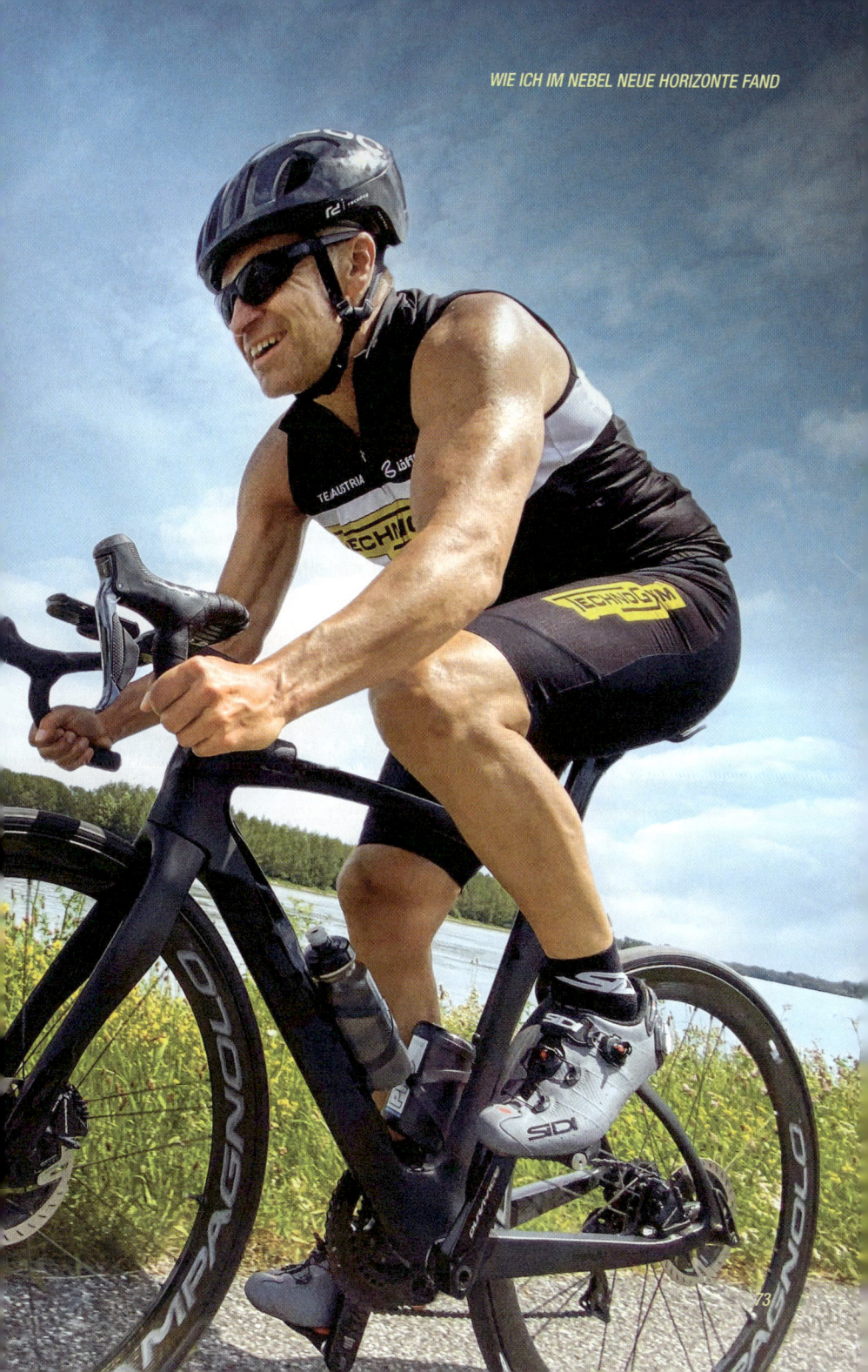

analytische Denken reduziert wird, mit dem wir normalerweise Probleme lösen. Stattdessen schaltet das System auf einen Modus um, der einen größere Zusammenhänge erkennen, Intuitionen oder kreative Ideen besser erfassen lässt. Ein offeneres Denken, das Lösungen findet, indem es nicht krampfhaft danach sucht.

Interessanterweise waren an diesem letzten Freitag vor dem Lockdown wenig Menschen unterwegs, als ich Richtung Donauradweg rollte. Ich überlegte, woran das lag. Dachte für einen kurzen Moment sogar, dass die Ausgangsbeschränkungen doch ab sofort gelten, so einsam, wie ich durch städtisches Gebiet radelte. Dass viele direkt ins nächste Einkaufszentrum gefahren waren, um Wochenendeinkäufe für Monate zu erledigen, und ausgerechnet Klopapier zum Verkaufsschlager avancierte, kam mir nicht in den Sinn.

Lenken, treten, atmen, schalten, Balance halten. Auf dem Donauradweg kam der Flow. Den Begriff und die Erforschung dieses mentalen Zustands verdanken wird einem Glücksforscher, dessen Name nicht sturzfrei auszusprechen ist: Mihály Csíkszentmihályi. Im Flow erleben wir uns wieder als das spielende Kind, das wir irgendwann waren. Denken und Handeln werden eins, die Aufmerksamkeit wird vom Augenblick absorbiert, Zeit- und Raumwahrnehmung verändern sich. In diesem „Alphazustand", wie ich es nenne, werden bei Ausdauersport in der richtigen Intensität andere Gehirnareale mit Sauerstoff geflutet und aktiviert als beim Stirnrunzeln an einem Schreibtisch.

Auf dem Radweg synchronisierte sich der friedliche Fluss der Donau mit meiner Gedankenwelt. Die stehende

Ohnmacht im Showroom, die mich eine halbe Stunde davor erschüttert und verunsichert hatte, entwirrte sich jetzt als Konsequenz einer Verkettung ungünstiger Umstände, die ich selbst mit verursacht hatte. Erst hatte ich mich mit dem Bauprojekt monatelang physisch und psychisch chronisch überbeansprucht. Die kollektive Dramadynamik um das Corona-Virus schloss nahtlos daran an. Ich hatte in dieser Ausnahmesituation zu wenig auf meine Resilienz geachtet und mich zu sehr dem Sog der emotionalen Amplituden und düsteren Prophezeiungen hingegeben. Statt mich abzugrenzen und meinen Optimismus zu stärken, brachten mich die ständigen Negativschlagzeilen in einen emotionalen Negativzustand.

Im Grunde war ich ein Corona-Katastrophentourist, obwohl mich die herausfordernde Situation persönlich nicht betraf. Ich war gesund. Alle Menschen in meinem Umfeld waren gesund. Wirtschaftlich mochte vieles ungewiss sein, aber gar nichts aussichtslos. Es gab keine Notlage, nur großzügige Reserven nach dreißig Jahren guten Wirtschaftens. Daran änderte der Umstand nichts, dass ich Millionen in einen Um- und Ausbau investiert hatte und Industrie und Markt auf unbestimmte Zeit auf null gesetzt waren. Das klang nach schlechtem Timing, war aber nicht mehr als eine Momentaufnahme. Ich machte mir bewusst: Während ich auf dem Rennrad saß und bei herrlichstem Frühlingswetter Richtung Aschach die Donau entlangfuhr, gab es weltweit Milliarden von Menschen, die wesentlich härter betroffen oder dramatischer bedroht waren. Sie hatten Angehörige verloren oder bangten um ihre eigene Gesundheit. Ihr Lebensfundament ließ sich nicht mit meinem vergleichen: Sie hatten nicht das Glück, Bürger eines Landes mit einem der besten Gesundheitssysteme der Welt zu sein, und wohnten nicht in einem Haus im Grünen.

Aus der Beobachterposition sah ich wieder meine Privilegiertheit. Ich spürte einen Anflug von Scham, weil ich kurzzeitig ohne Not in die Opferrolle geschlittert war. Seit ich Schüler war, kultiviere ich das Mantra des positiven Energieflusses und versuche zu meiden, wovon das Gegenteil ausgeht. Doch diese innere Balance zu halten ist kein Zustand, sondern ein dynamischer Prozess. Dessen Charakter ist, immer wieder herauszufallen, das Gleichgewicht neu zu finden, zu stabilisieren und es wieder zu verlieren. Wie Fahrradfahren. Es ist sinnlos, mit diesen Bewegungen des Lebens zu hadern. Jede Idee, sie kontrollieren zu können, ist lächerlich. Jede andere Herangehensweise, als das Nötige und Mögliche zu tun und auf eine positive Entwicklung zu vertrauen, endet zwangsläufig in Verzweiflung. Radfahren schenkt Klarheit.

In Aschach kehrte ich für den üblichen Espresso auf halber Strecke ein. Der halbvolle Gastraum war eine Miniatur dessen, was sich in der Welt gerade abspielte. Menschen redeten wild durcheinander, um im Unfassbaren irgendwie Halt zu finden. Ich reimte mir aus ihren Wortfetzen die neueste Katastrophenmeldung zusammen, den Massenexodus infizierter Skitouristen aus Tirol. In dieser Sturzflut besorgniserregender Nachrichten war jede, die man nicht mitbekam, ein Gewinn. Covid-19 mochte zwar für die Wissenschaft ein Rätsel sein, nicht aber für die örtlichen Hobby-Virologen.

Im Brustton der Überzeugung übertrumpften sie einander mit Expertisen. Um die unbefriedigende Spannung der Spekulation auszuhalten, nannten sie sichere Quellen. Boulevardzeitungen, Bekannte von Bekannten, die in offiziellen Krisenstäben saßen und mehr wussten. Der einzig logische Satz „In Wahrheit wissen wir alle nichts" kam niemandem über die Lippen. Polarisierung, Dramatisierung und Verharmlosung. Schwarz-Weiß-Denken und Freund-Feind-Schemata. Endlose Diskussionen um des Kaisers neue Kleider und der Stammtisch als Persiflage auf die Überforderung der Welt.

Selbst zur unbekannten Dauer des Lockdowns hatte jeder seine eigene Meinung, die nach ultimativer Wahrheit klang. Die Schwankungsbreite lag zwischen „Höchstens eine Woche, weil das die Wirtschaft nicht aushält", und „Sicher zwei Jahre, bis es Impfung und Medikamente gibt". Mir fiel ein Satz meiner Großmutter ein: „Gottfried, sag lieber ‚Ich weiß es nicht', wenn du etwas nicht weißt. Man muss nicht zu allem etwas wissen." Wie recht sie hatte. Ich wusste nichts und sagte nichts. Außer, nach einer Viertelstunde in der aufgewühlten Corona-Kolonie: „Zahlen, bitte!"

Der letzte Besuch in meinem Aschacher Stammlokal für viele Monate machte mir klar: Diese Krise fördert in uns allen tiefere Schichten zutage. Die große Herausforderung inmitten der Herausforderung war, damit einen Umgang zu finden. Bei sich zu bleiben, ohne sich in Alltagsdramen zu verlieren. Irrationalen Ängsten die Stirn zu bieten, ohne dabei berechtigte Sorgen zu verleugnen. Ein schmaler Grat.

Die Situation verlangte eine höhere mentale Aufmerksamkeit und Disziplin. Darauf waren die wenigsten vorbereitet: Was hatten wir Nachkriegsgenerationen denn, abgesehen von privaten Schicksalsschlägen, erlebt? Eine auf Kontrollierbarkeit ausgerichtete Welt musste plötzlich lernen, sich etwas Unkontrollierbarem zu stellen. Ich dachte mir: „Die gesamte Menschheitsgeschichte ist nichts anderes als ein Fortsetzungsroman mit dem Titel ‚Krise als Chance‘. Warum nicht auch diese Pandemie?“ Auch wenn wir am Anfang standen: Der Zeitpunkt würde kommen, an dem sich Corona nur als neues Kapitel in der ewigen Chronik einordnete. Als Herausforderung, die letztlich in mehr menschlicher Lösungskreativität und Entwicklung mündete. Mein Optimismus war zurück – ich fuhr wieder nach Leonding.

Keine zwei Stunden waren seit meinem mentalen Tiefpunkt im Showroom vergangen. Auf dem Donauradweg blitzte eine Idee auf, ein Silberstreif am Horizont der Lösungen. „Medizinische Versorgung sicherstellen": Das war einer der Stehsätze in allen Politiker-Statements zum Lockdown. Meine Assoziation war: Neben Fitnessstudios, Hotels, Unternehmen und Privaten zählten medizinische Einrichtungen zu unseren Kunden für High-Tech-Geräte. Die Cardiogeräte mit geeichten Pulsmessverfahren werden für diagnostische Zwecke verwendet, Kraftgeräte mit biomechanischer Intelligenz für Therapien in der Rehabilitation. Meine Hoffnung war, dass das der Persilschein sein würde, den Betrieb mit der Fitness Company trotz Handelsrestriktionen weiterzuführen. Damit lag ich richtig.

Gleich am Montag versammelten sich mein Team und ich um 7.30 Uhr früh in der Firma, um einen Plan B zu entwickeln. Die neue Ära, die sich als diffuses Bauchgefühl seit Wochen angekündigt hatte, war angebrochen. Anders als erwartet. Zunächst besorgten wir uns Trennwände aus Plastik und bauten die Zentrale nach eigenem Ermessen zu einer Anti-Viren-Festung um. Wir führten ein strenges Regime rund um Hygiene und Vorsicht ein, legten Raumnutzungen fest, trugen Masken und nahmen nicht Baby-Elefanten, sondern ausgewachsene Muttertiere als Maßeinheit für unseren Mindestabstand. Personal Trainer oder Schulungsexperten im Außendienst bat ich, nach Hause zu gehen und sich bereitzuhalten. Die Maßnahmen, die wir trafen, hatten den erfreulichen Begleiteffekt, dass wir uns damit relativ sicher fühlten.

Eine meiner ersten Aktionen war, mit der Buchhaltung sämtliche Kontobewegungen der zurückliegenden zwölf Monate durchzugehen. Es galt, Ausgaben herauszufiltern, die keine unbedingte Notwendigkeit darstellten. Als das Ergebnis vorlag, wusste ich nicht, ob ich mich freuen oder über mich selbst ärgern sollte: In dreißig Jahren hatte sich erschreckend viel an Kosten zusammengeläppert, die entbehrlich waren. Von Abonnements, die niemand nützte, bis zu Versicherungen, die kein Mensch brauchte. Es hatte etwas Befreiendes, die U-Boote aus unseren Fixkosten zu stornieren. In schwierigen Zeiten schreibt der Sparstift am besten.

Wir ersparten uns den Listenpreis einer Mercedes-Benz S-Klasse. Monatlich. Das war viel und wenig in einem Unternehmen mit sechzig Mitarbeitern. Wir hatten andere Probleme: In Italien stand die komplette Industrie still, unser Werk bei Technogym inbegriffen. Als am 28. März 2020 von dort ein Rundschreiben kam, dass Lieferungen von Geräten und Ersatzteilen für sechs bis acht Wochen ausfallen, wusste ich, was das zu bedeuten hatte: nichts Gutes.

Das Corona-Virus hatte erstmals das Schreckgespenst der Lieferkettenprobleme aus der Flasche gelassen und die Störanfälligkeit globaler Wirtschaftskreisläufe entlarvt. In der Lieferkette von Technogym sind Händler das allerletzte Glied zum Kunden und damit das schwächste: Schwierigkeiten werden uns zugeschrieben, egal ob wir Verursacher sind oder nicht.

Wir improvisierten. Kunden, die auf Lieferungen von uns warteten, kontaktierten wir vorab persönlich: „Dürfen wir liefern?" Wir erklärten, wie wir im Zuge der Montagen für maximale Sicherheit sorgen würden. Den Lieferprozess hatten wir so choreografiert, dass wir jegliche Ansteckungsgefahr gegen null minimierten. In den meisten Fällen waren wir willkommen – zumal Hotels und Fitnessstudios die Sperre für Renovierungen nützten.

Als Nächstes verlegten wir Gerätewartungen vor. Auch das brachte eine Teilauslastung. Nach vier Wochen entschloss ich mich, nicht länger auf staatliche Finanzhilfen zurückzugreifen, sondern den Betrieb aus eigener Kraft aufrechtzuerhalten. Das war riskant, manche sagten unvernünftig, fühlte sich aber für mich in dieser Situation richtig an. Es zeigte sich nämlich, dass die Zwangspause daheim für viele im Team eine Zwangsbeglückung war. Sie wollten mit anpacken, mithelfen, mitarbeiten. Das Gros war froh, halbtags in die Firma kommen zu können. Ich war in dieser Phase Chef, Freund und Betriebspsychologe in Personalunion.

Homeoffice in Kombination mit Homeschooling, das Fehlen von Privatsphäre und das Getrenntsein von sozialen Bezugspersonen stellten alle auf die Probe. Da bot der Arbeitsplatz ein Terrain gewohnter Sicherheit und des sozialen Austauschs. Obwohl auch hier alles verändert war, nicht nur wegen der Trennwände in den Räumen und der Masken im Gesicht. Unsere planerische Präzision, die uns über Jahre ausgezeichnet hatte, war Geschichte. Die neue Normalität? Ein Sichtflug durch die Nebel der Pandemie.

Je länger die Fitnesscenter geschlossen waren, desto mehr boomte der Markt für Heim-Fitnessgeräte. Viele Menschen nahmen sich mehr Zeit für Sport und vermissten doch ihr Studiotraining umso schmerzlicher. Wer bei sich zu Hause eine freie Ecke fand, richtete sich das Homegym ein, von dem er geträumt hatte. Doch ohne Lieferungen aus Italien mussten wir zusehen, wie die Lagerbestände schrumpften. Was half die beste Logistik, wenn keine Produkte da waren?

Wir konzentrierten uns auf das Refurbishing. Diese Generalüberholung gebrauchter Geräte hielt uns mit unserem Onlineangebot zwar für eine Zeitlang über Wasser, pufferte aber nicht annähernd die enorme Nachfrage. Proportional zu ihr stiegen die Wartezeiten, die Kunden für Laufbänder, Ergometer, Kraftstationen oder simples Zubehör wie Hantelstangen in Kauf zu nehmen hatten. Wir kommunizierten viel, die Menschen hatten Verständnis. Im Juli erst normalisierte sich die Lage im Werk in Italien. Nachdem der Homegym-Hype, wie die Pandemie selbst, ein internationaler und nachhaltiger Trend blieb, dauerte es bis Jänner 2021, ehe wir unsere Märkte Österreich, Tschechien und die Slowakei wieder mit der gewohnten Warenverfügbarkeit und Flexibilität beliefern konnten. Für Jahr zwei der Pandemie verdoppelten wir unsere Lagerbestände.

Wir waren tüchtig, in dieser ersten Corona-Phase. Und wir hatten Glück! Ein Risiko, das ich gegen alle Ratschläge eingegangen war, zahlte sich aus: Ich komprimierte die Ausbaustufen unseres fünfjährigen Digitalisierungsplans in die ersten eineinhalb Jahre der Pandemie! Das Monsterprojekt band Ressourcen und Aufmerksamkeit und war in dieser volatilen Phase ein finanzieller Stunt.

Große Investitionen zurückzufahren, hatte das Gebot der Stunde in der Wirtschaft gelautet. Ich aber war vom Gegenteil überzeugt. Ich wusste, dass wir bei der Umstellung auf den Cloud-Betrieb schnell reagieren mussten, um als Marktführer nicht nur bei den Geräten, sondern auch bei Convenience-Services die Besten zu sein. In einer Zeit, in der Fitness-Apps und digitale Trainer die Fitnessstudios ersetzten, erschien mir das der einzig sinnvolle und logische Weg. Meine Bauch-Entscheidung wurde letztlich belohnt: Der „Black Friday"-Sale 2020 fiel in den zweiten Lockdown mit Ausgangssperre, und unser siebenstelliger Tagesumsatz am 27. November stellte einen historischen Rekord dar.

Der Trend zum Homegym brachte geschäftlich eine deutliche Entlastung, aber die Branche darbte. Die monatelangen Schließungen waren hart für viele Studiobesitzer, die ich zu meinen Partnern und Freunden zählte. Nächtelang dachte ich nach, wie ich sie unterstützen könnte. Die Fitnessszene ist ein Ökosystem: Geht es einem schlecht, geht es über kurz oder lang allen schlecht!

Eine ähnliche Situation hatte ich 2008 in der Finanzkrise erlebt. Damals hatte unserem Hersteller ein zu wenig diversifiziertes Portfolio mit zu hohen Dollarreserven in Bedrängnis gebracht. Es kostete mich Überzeugungsarbeit bei den internationalen Kollegen, doch letztlich halfen alle zusammen, und binnen sechs Monaten war die Misere für Technogym ausgestanden. Nach einer solchen Lösung suchte ich diesmal für die unverschuldet unter Druck geratenen Betreiber.

Ich fand sie, indem ich unsere großen Partner für eine gemeinsame Initiative begeisterte: den Skiverband, den Fußball-Bund und das Österreichische Olympische Comité. Wir riefen die Kampagne #SupportYourFitnessclub ins Leben. Sie richtete sich an Mitglieder, ihren Fitnessstudios in schwierigen Zeiten die Treue zu halten. Atmosphärisch ein wichtiges Signal.

Noch eine andere Idee ist eine Geburt der Pandemie: Viele Studiobesitzer, die sich damals in Investitionsphasen befanden, hatten mir ihr Leid über mangelnde Kooperationsbereitschaft ihrer Hausbanken geklagt. Das konnte letztendlich auf die Fitness Company zurückfallen: Denn wenn Banken in der allgemeinen Verunsicherung Studioeigentümern Finanzierungen vorenthalten, bleibt die Fitness Company auf den Geräten sitzen.

Schließlich gelangte ich zum Entschluss, eine eigene Finanzierungsgesellschaft zu gründen, die die Bedürfnisse der Branche versteht. Die Umsetzung war unkomplizierter als gedacht und ist bis heute ein erfolgreiches Winwin-Modell, von dem Fitnesscenter, deren Kundinnen und Kunden und auch wir als Technogym-Importeur profitieren.

Wir sitzen alle in einem Boot: Das ist der Satz, der immer neongelb markiert ist.

Die Pandemie hat viel Leid und Chaos in die Welt gebracht, und sie war die Initialzündung für eine Kaskade an tiefgreifenden Veränderungen rund um den Globus. Krisenszenarien sind neu hinzugekommen, bestehende haben sich verschärft. Der russische Angriffskrieg gegen die Ukraine unterzog die Sicherheitsarchitektur der Welt einem Stresstest und evozierte einen bizarren Dominoeffekt aus Energiekrise, Rekordinflation und geopolitischer Spaltung. Den Klimawandel bekommen wir in Form drastischer Naturereignisse zu spüren. Es ist wichtiger denn je, sich trotz dieser Dynamik seelische Schutzzonen zu suchen. Zufluchtsorte mit Menschen, die man liebt, und mit Themen oder Dingen, die einen begeistern.

Ich persönlich bin in dieser krisenhaften Zeit ein Privilegierter und empfinde dafür eine große Dankbarkeit. Und ich weiß auch, dass ich mir nicht alles, was gelungen ist, selbst zurechnen kann. Vieles ist Glück oder Schicksal, egal wie man es nennt: dass ich selbst und mir nahestehende Menschen eine Corona-Infektion gut überstanden haben, zum Beispiel. Wirtschaftlich steht mein Unternehmen besser da denn je. Oberflächlich hat sich also wenig verändert, doch innerlich bin ich vor dem Hintergrund der Geschehnisse durch eine Katharsis gegangen. Ich habe in den relevanten Lebensbereichen vieles hinterfragt. Einiges ist neu an seinen Platz gekommen, manches hat sich verbessert, und bei manchen Dingen habe ich erkannt, dass ich sie loslassen muss. Reduziert auf einen Gedanken, haben die Krisen mich vor allem eines gelehrt: wie wichtig es ist, in die menschlichen Beziehungen zu investieren, die einen stärken.

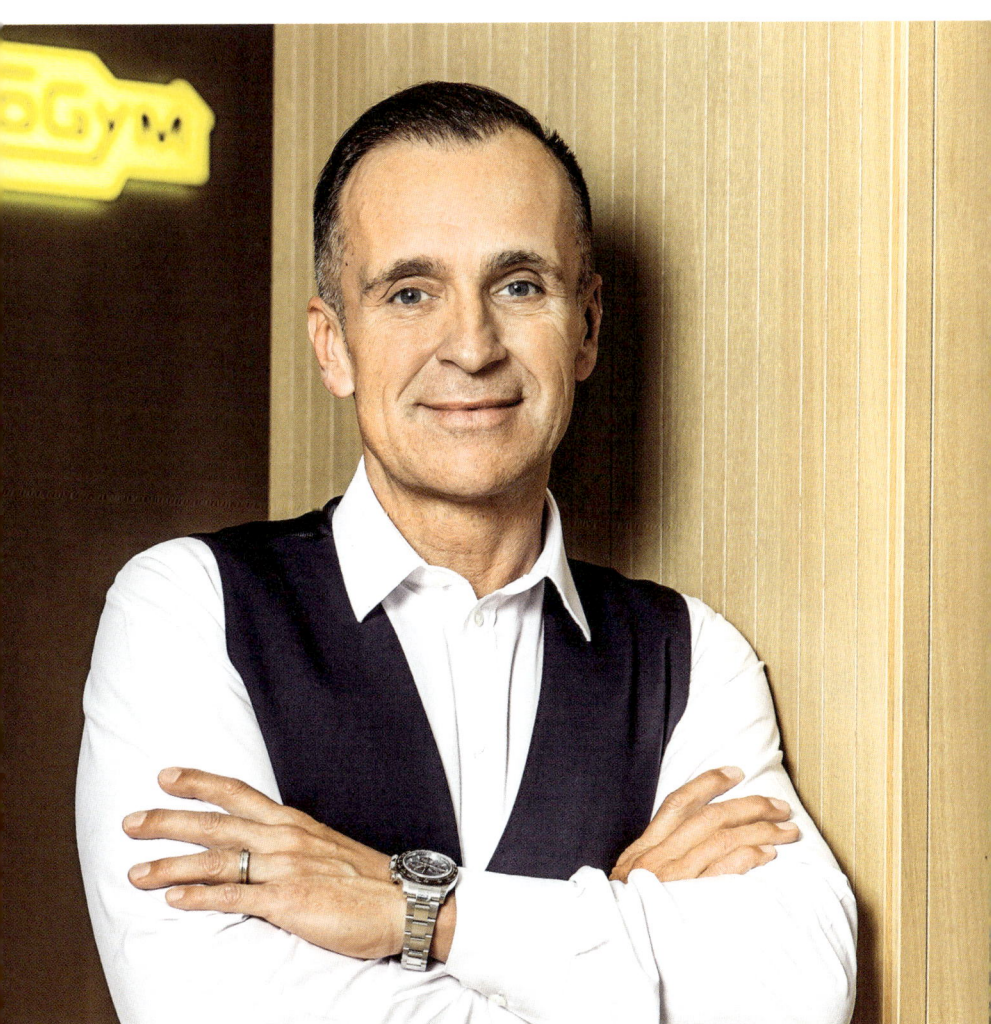

KAPITEL 4

VON DER PERIPHERIE
INS ZENTRUM

Wie ich
das Wesentliche
im Leben erkannte

Der Holzhaufen im Kinderzimmer verhieß Wunder. „Papa, wir zwei bauen jetzt einen Turm, der größer ist als du!", hatte mein kleiner Sohn Paul mit einer Entschlossenheit angeregt, die keinen Aufschub duldete. „Jetzt" hieß „jetzt!". Nicht „gleich", „später" oder „vielleicht morgen". Wenn Ungeduld genetisch bedingt ist, dann durch mich. In Pauls Kinderhänden wirkten die Pinienholzklötzchen, die er zu Tausenden aufgeschüttet hatte, wuchtig. Mit 117,6 mal 23,4 mal 7,8 Millimetern haben theoretisch alle dieselbe Größe. Nur praktisch weicht der Zuschnitt vereinzelt um einen Zehntelmillimeter ab und zeigt damit den Charme lebendiger Materie. Den ganzen Nachmittag Turm bauen: Für das Prestigeprojekt im Kinderparadies, das die hunderte vorangegangenen in den Schatten stellen sollte, blieb das Telefon auf lautlos: Männer unter sich sein, nur Pauli und ich.

In meiner Kindheit hatten wir Matador als Konstruktionsholz für Kinderträume. Junge Pioniere von heute arbeiten hingegen mit Kapla. Ohne Schrauben, Stecken, Leimen, allein durch geschicktes Aneinanderreihen und Stapeln der Holzbausteine lassen sich komplexe, erstaunlich tragfähige Konstruktionen errichten. Aus kindlicher Fantasie entwerfen sich Abbilder der Vorstellung. Figuren, Pflanzen, Drachen, Türme, Häuser, Burgen, Autos, Flugzeuge. Und Brücken, nach dem Erfinder: Thomas van der Bruggen, holländischer Antiquitätenhändler, hatte vor fünfzig Jahren den Lebenstraum, sich ein eigenes Schloss zu bauen. Für diesen ausgefallenen Wunsch gab es keine Standardpläne. Also baute er zunächst ein Modell aus kleinen Holzquadern. Seine Experimente an der Miniatur bereiteten ihm so viel Freude, dass er eines der sinnvollsten Kinderspielzeuge aller Zeiten daraus entwickelte – Kapla. Übersetzt heißt das: Wichtel-teilchen. Schlichte Plättchen aus französischer Pinie, mit denen Kinder ihre Welt mit Herz, Hirn und Hand entwerfen – auch die Kinder in Erwachsenen. Kapla baut Brücken zwischen Generationen und Lebensträume seit Generatio-nen. Eine großartige Idee, durch die Thomas tatsächlich zu seinem Schloss gekommen sein soll.

Mit Kindern zu spielen heißt, wunderbare Lehrer zu haben. Denn der Augenblick ist ihr Königreich. Wenn wir ihnen dorthin folgen, betreten wir ein Spiegelkabinett voller Reflexionen und Überblendungen, Erinnerungen und Visio-nen in Gleichzeitigkeit. Es ist wie Magie: Wir sehen sie, und wir sehen in ihnen die Kinder, die wir selbst einmal waren. Wir bekommen eine Ahnung, welche Menschen unsere Kinder sein werden, und von den Kindern, die sie vielleicht einmal haben werden. Wie Botschaften von Generation zu Generation weitergegeben und trotzdem in jedem Men-schen eigenständig interpretiert werden. Dieses Mysterium des Lebens lässt mich immer wieder staunen, je besser ich lerne, mich darauf einzulassen.

Ein halbes Jahrhundert fügt sich zwischen Pauls Kindheit und meiner. Ein Wimpernschlag im Weltenlauf, aber eine Epoche, umgelegt auf die menschliche Lebensspanne, die unserem Zeitempfinden zugrunde liegt. Das Miniversum meiner ersten Jahre war die 65-Quadratmeter-Wohnung meiner Großeltern in Linz-Urfahr. In dem Drei-Generationen-Haushalt lebte ich mit den Großeltern, Tante Gerti, Onkel Manfred und Sieglinde, meiner Mutter, die mich im August

1969 in ihren Sommerferien zur Welt gebracht hatte. Wenn die afrikanische Weisheit zutrifft, dass es ein ganzes Dorf braucht, um ein Kind großzuziehen: Unsere Familie war so ein Dorf und ich als Jüngster dessen Hauptplatz.

Entscheidende Kopiervorgänge und Prägungen für unseren späteren Lebensentwurf finden früh statt. Das gesellschaftliche Kolorit der 1970er-Jahre waren Aufbruch, Wachstum und Wirtschaftswunder. Als hätte die Republik ein Vierteljahrhundert gebraucht, um wieder atmen zu lernen. In diesem Klima lösten sich die Traumatisierungen nach den Tragödien des 20. Jahrhunderts mit zwei Weltkriegen spürbar, ihre Schlagschatten reichten dennoch in die Leben vieler. Mein Großvater etwa war Kriegsinvalide. Die Schulter in Russland zerschossen, war sein rechter Arm zeitlebens nur eingeschränkt brauchbar.

Sein Überleben verdankte er seiner abenteuerlichen Flucht aus russischer Gefangenschaft und einer monatelangen Odyssee mit Gewaltmärschen nur nachts bis heim nach Oberösterreich. Innerhalb der großen Katastrophe, die durch die NS-Zeit ausgelöst worden war, war sein Heimkommen eine Erfolgsgeschichte. Immerhin hatte er im Gegensatz zu Millionen Menschen seiner Generation nicht nur den Weg nach Hause, sondern auch zurück ins Leben gefunden. Das war bei Kriegsheimkehrern nicht selbstverständlich. Opa vergrub seine Erlebnisse nicht in sich oder ertränkte sie im Alkohol, er sprach offen darüber. Ohne Tabuisierung, Heroisierung, Relativierung. Mit behutsamer Pädagogik machte er uns Schrecken und Sinnlosigkeit des Krieges begreiflich. Die Momente der Menschlichkeit und Nächstenliebe aber, die er selbst im schlimmsten Chaos immer wieder erlebt hatte, vermittelte er uns in berührenden Geschichten. Seine Erzählungen wurden kleine Friedensappelle, die wir alle verstanden. Deren Botschaft war: „Ihr habt die Zukunft in der Hand: Achtet das Leben und geht euren Weg mit Liebe." Er gab uns mit, dass man das Schicksalhafte nicht beeinflussen kann, wohl aber die eigene innere Einstellung dazu. Diese Leitlinie ist für mich bis heute ein Kompass.

Meine Großeltern erlebte ich in vielerlei Hinsicht als ermutigende Vorbilder. Mit der unprätentiösen Lebenstüchtigkeit ihrer Generation, die das Land wiederaufgebaut hatte, ließ sich in der Aufbruchsstimmung der 1970er-Jahre Bemerkenswertes bewerkstelligen. Sie führten eine moderne Ehe auf Augenhöhe, ohne Geschlechterstereotypen. Getragen von Liebe und Respekt, von gesundem Pragmatismus und gerechter Arbeitsaufteilung. Opa war Portier beim Feuerwehrfahrzeug-Hersteller Rosenbauer, Oma Buchhalterin einer Handelsagentur für einige Kfz-Werkstätten in der Umgebung. Nebenbei zogen sie uns Kinder groß. Und sie bauten mit großer Leidenschaft, aber ohne nennenswerte Unterstützung durch professionelle Firmen ein Haus samt Selbstversorger-Gemüsegarten in Gramastetten. Ihre Tage fingen früh an und endeten spät. Wenn alle schliefen, setzte sich Oma nachts zu ihren Buchhaltungslisten und Belegen. Niemals erlebte ich die beiden untätig, hörte sie klagen oder wirkten sie vom Alltag überfordert. Ihr Miteinander floss dahin wie eine Choreografie, sie konnten sich aufeinander verlassen. Wir Jüngeren waren behütet und wurden zu Selbständigkeit, Verantwortung und Achtsamkeit für andere erzogen.

Opa brachte mich jeden Tag in den Kindergarten. Er rannte hinter mir her, ich fuhr mit meinem ersten Fitness-gerät: einem Kinder-Trittroller mit Vollgummireifen und Rücktrittbremse, den mir das Christkind gebracht hatte. Die Freude auf zwei Rädern war die Vorschule für die basalen Bewegungen des Lebens: Schieben. Schwung holen. Lenken. Spur halten. Balancieren. Bremsen. Hinfallen. Aufstehen. Die Freiheit spüren. Die Welt erobern. An Kreu-zungen lieber stehen bleiben und innehalten statt falsch abbiegen und überfahren werden. Wer dieses Wechselspiel früh übt, verlernt es nie mehr. Wochenenden verbrachten wir meist in Gramastetten auf der Baustelle, die ein Aben-teuerspielplatz war. Opa und ich schnitten dort stundenlang Bauholz. Er – und nur er – nannte mich „Gowidl". Das war einerseits lustig, weil es wie „Powidl" klang. Gleichzeitig verbarg sich in diesem Spitznamen ein augenzwinkernder Hinweis auf meine ausgeprägteste Charaktereigenschaft: Ein „Widl" ist im Dialekt ein Widder. Und Widder wissen, was sie wollen.

Wenn ein Holzbalken durchgesägt war, lobte der Großvater mich jedes Mal: „Bravo, Gowidl! Du bist ein geschickter Bursche!" Ich erwiderte: „Opa, du bist auch ein geschickter Bursche!" Alle lachten. Das war ein wert-schätzendes Feedback wie aus dem Lehrbuch: Er hatte nur einen funktionierenden Arm, und ich war so klein, gemein-sam aber waren wir ein grandioses Zweierteam. Damals lernte ich die wohltuende Wechselwirkung von Leistung und Bestärkung kennen. In Gramastetten hat sich die Begeisterung fürs Bauen auf mich übertragen. Und als wir aus der beengten Mietwohnung ins neue Haus umgezogen waren, wohl auch die Liebe zu großzügig dimensionierten Lebensräumen.

Ohne dass ich ihm das je suggeriert habe, baut mein Sohn mit seinen Kapla-Holzbausteinen lieber groß als klein. Ihn fasziniert das Entstehen, weniger das Bewahren. Wenn ich kein Foto von unseren Großtaten aus Pinienholz schieße – und meist sind wir so vertieft, dass ich darauf vergesse –, dann bleiben die Kapla-Kreationen im Kinderzimmer Unikate für das Fotoalbum im Kopf. Geteilte Erinnerung, geteilte Freude, auf ewig sicher aufbewahrt und mitgenommen. Das Momente-Sammeln mit meinen vier Kindern hat sich im Laufe des Lebens verändert. Die Pandemie hat mir geholfen, Prioritäten neu zu ordnen. Eine tiefere Qualität im Erleben ist hinzugekommen, und ich habe gelernt, das Wesentliche im Leben aus der Peripherie ins Zentrum zu geben.

Zum ersten Mal Vater wurde ich mit dreiunddreißig Jahren. Die Größe dieses Augenblicks, in dem ein Kind zur Welt kommt und ein neues Leben in das Leben tritt, ist weder zu begreifen noch zu beschreiben, noch zu vergessen. Wer ihn erlebt hat, weiß das. Wer nicht, kann sich schwer vorstellen, wie groß der Unterschied zwischen dem Davor und dem Danach im eigenen Bewusstsein ist. Wunder der Existenz vereinen sich in einem Moment. Und im Blick eines Babys, das seinem Vater zum ersten Mal in die Augen schaut, gibt das Leben Antworten auf alle Fragen.

Dieses überwältigende Gefühl spürte ich erstmals, als meine Tochter Laura geboren wurde. Sie ist jetzt 21 Jahre alt, angehende Psychologin und arbeitet neben dem Studium bei uns in der Fitness Company. Wer von dem Filmklassiker „Der Club der toten Dichter" die Schlussszene als Metapher für Zivilcourage und Mut zu eigenen Idealen in Erinnerung hat: Laura ist eine, die auf den Tisch steigt und ihre Stimme erhebt. Sie verwendet nicht die Formel „O Captain! Mein Captain!" – jedenfalls nicht bei mir –, aber sie sagt, was Sache ist. Stets in ihrer allparteilichen Art, stets in entwaffnender Klarheit, niemals artikuliert sie Justament-Standpunkte oder vergreift sich im Ton. Diese Präsenz verleiht ihr eine natürliche Integrität und Autorität, die mich an meine Großmutter erinnert. Laura hat die kommunikative Gabe, unterschiedliche, oft diametrale Meinungen so in Bezug zu setzen, dass sich überraschende Lösungen ergeben. Sie ist die geborene Vermittlerin und Mediatorin, weil sie Situationen durch die Augen aller zu sehen vermag.

So liefen unsere Vater-Tochter-Verhandlungen ab, eho sie zu studieren anfing. „Laura, ich unterstütze dich finanziell, aber ich möchte bitte, dass du fünfzehn Stunden bei uns arbeitest", war meine Ansage. Fünfzehn Stunden schienen mir angemessen. Ihre Antwort: „Papa, wir machen es so: Ich rechne mir den Vorlesungsplan durch, damit wir sehen, welcher Umfang am besten für uns alle ist." Nach einigen Tagen kam sie wieder. „Ich habe mir das mit den fünfzehn Stunden angeschaut. Wir können das gerne machen. Allerdings: Wenn wir wollen, dass ich das Studium in Mindestzeit durchziehe, was in meinem Sinne wäre und vermutlich auch in deinem, dann wäre es besser, zehn Stunden zu arbeiten anstatt fünfzehn."

Ehe ich Stellung beziehen konnte, deklinierte sie ihren Zeitplan durch. Erklärte Konsequenzen von fünf Wochenstunden weniger für ihr Studium und wo warum Verzögerungen entstünden. Fügte, als könnte sie meine Gedanken lesen, hinzu: „Ich weiß, Papa: Es ist für dich gar nicht so einfach abzuwägen, ob eine tüchtige Studentin Laura oder eine tüchtige Kollegin Laura wichtiger ist. Das verstehe ich gut." Dann komplettierte sie ihr Bild: „Ich habe mir auch überlegt, wie viel Zeit ich wirklich brauche, um den Job in der Firma zu erledigen. Es kommt raus: Zehn Stunden sind dafür perfekt, mehr bringt nicht mehr." Wieder erläuterte sie das Warum, Wie und Was ihrer Überlegungen. Charme und plausible Argumente überzeugen mich leicht. Ich war stolz, außerdem, was selten ist, auch sprachlos: „Ähm, verstehe … also gut, Laura, okay … dann machen wir das am besten so, wie du es vorschlägst."

Die Geschichte geht weiter: Bevor Laura bei uns zu arbeiten begann, waren wir bei der Fitness Company auf der Social-Media-Plattform TikTok überhaupt nicht aktiv. Seit sie den Kanal mit unserem Marketing-Team managt, haben wir dort 50.000 neue Follower gewonnen. Nicht, dass ich verstünde, wie sie das im Detail immer hinkriegt: Aber Inhalte, die sie und ihre Kolleginnen kreieren, „gehen regelmäßig viral". Ihre Beiträge haben mittlerweile Millionen Menschen mit unserer Botschaft erreicht. Und in ihrem Psychologie-Studium ist Laura innerhalb ihrer Mindestzeit-Planung. Mit anderen Worten: Alles richtig gemacht. Diese Situation mit dem Studentinnen-Job war nicht die erste, nicht die einzige und gewiss nicht die letzte, in der diese selbstbewusste junge Frau mein Weltbild neu formatiert hat. Das passiert laufend in Gesprächen. Oft entsteht dabei bei mir der Eindruck, dass ich von ihr mehr lernen kann als umgekehrt.

Bei Laura ist es ihr anderer Blickwinkel auf das Leben, der mich bereichert. Bei ihrem jüngeren Bruder Kilian, meinem älteren Sohn, ist es der innere Gleichklang. Wir brauchen einander nicht zu übersetzen, weil wir wissen, wie wir ticken. Er ist technikaffin, maturiert demnächst an einer HTL in Wels, fährt Motorrad und liebt, wie ich, das Krafttraining. Meine motorisierte Freiheit in seinem Alter war eine Vespa, und ich absolvierte eine Lehre, ansonsten ist bei uns vieles kongruent. Die Anlage zum Hünen in Bezug auf die Körpergröße ist vom Großvater ererbt; seine Neigung, Kraft und Muskulatur aufzubauen, wohl von mir. Ein Siebzehnjähriger, der auf der Bank zehnmal sein Körpergewicht drückt, hat Talent zum Kraftvollen. Bei alldem hat Kilian eine Lässigkeit, die mir imponiert. Dass er in einer wichtigen Entwicklungsphase ist, in der sich Identität erst festigt, dafür ruht er erstaunlich solide in seiner Mitte. Er achtet auf sich, seine Ernährung, seinen Umgang und braucht keinen Aktionismus, um sich zu beweisen. Er macht unaufgeregt sein Ding. „Ur gechillt", wie er selbst es nennen würde. Dass er zusätzlich zum Fitnessstudio mit mir gemeinsam trainiert, ist keine Selbstverständlichkeit. In mir als Vater machen die gelungenen Beziehungen zu allen meinen Kindern etwas ganz. Ich habe meinen eigenen Vater nie kennengelernt.

Mitzuerleben, wie Kinder ihren Weg machen, zu eigenständigen Persönlichkeiten reifen und sich gleichzeitig Geschichte und Geschicke ihrer Familie in ihnen reflektieren, gehört zum Faszinierendsten überhaupt. Für mich war es ein Entwicklungsweg mit dem Ziel, diesem Wesentlichen gegenüber emotional offener zu werden. Laura und Kilian stammen aus meiner ersten Ehe. Diese verlief lange Zeit glücklich, ehe meine damalige Frau und ich uns eingestehen mussten: Es war Zeit, einander loszulassen und getrennte Wege zu gehen. Wer es je durchlebt hat, weiß: Jede Scheidung ist ein Elementarereignis. Das ohnmächtige Gefühl des Scheiterns, die Frage nach Ursachen, die Suche nach Verantwortung, das ist ein Labyrinth im Herzen, aus dem es keinen Notausgang mit grünem Leuchtschild gibt. Die einzige Devise ist: Durchleben. Durchleiden. Durchschreiten. Es kostet Überwindung, dem Schmerz zuzustimmen. Aber nur das bewirkt, dass er vergeht.

Viele Antworten sind richtig, nur diese eine, die eine erloschene Liebe befriedigend zu erklären vermag, gibt es nicht. Das nicht anzuerkennen ist sinnloses Leid. Man bleibt trotz allem Familie, Eltern. Als Mann und Frau führen neue Wege in die Zukunft. In den Kindern lebt weiter, was es einmal gewesen ist: nicht weniger als das Allerbeste, was man einander zu geben hatte. Wer dazu ja sagt, wird frei und findet Frieden. Nicht immer gelingt das. Es löst ein tiefes Bedauern bei mir aus, wenn das in meinem persönlichen Umfeld vorkommt. Trennungen sind schmerzhaft und bleiben eine schwärende Wunde, wenn aus Verbindung Verstrickung in Drama und Konflikt wird, weil der Sprung über den eigenen Schatten in entscheidenden Momenten scheitert. Dann braucht die Zeit mit ihrer Heilung länger.

Mit Abstand machen Krisen klüger. Meine Auslese damals war: Ich stand zu sehr unter dem Druck des selbst auferlegten Diktats der Verantwortung für meine Firma, die ich mit der Verantwortung für meine Familie gleichsetzte.

Das Rollenverständnis eines „Systemerhalters" ist bei Männern speziell meines Alters ein verbreitetes, dabei unbewusstes Phänomen. Ein Paradigma unserer Leistungs-gesellschaft, das ganze Generationen unreflektiert in ihr eigenes Leben heruntergeladen haben. Ein Irrtum oft zum Preis eines bitteren Scheiterns, weil materieller Wohlstand allein kein Prosperieren in Ehen und Familien sichert. Ich war enorm tüchtig, aber neben den Pflichten eines Unter-nehmers blieb weder Kapazität im Kopf noch im Herzen. Vielen wird das bekannt vorkommen: Das gute Leben, Urlaube, Freizeit, Muße, all das projizierte ich auf entfernte Horizonte in der Zukunft. Die Zeitpunkte, ab denen die Belastung im Beruf sicher weniger werden würde, verscho-ben sich mit jedem großen Projekt in der Fitness Company wieder in weite Ferne. Der Lebensqualität lief ich hinterher wie der Esel seiner Karotte. Stress erzeugt mehr Stress. Wie der Körper stets nach mehr Zucker verlangt, sobald man Süßes isst. Die Konsequenz in meinem Leben war die bekannte Verlaufskurve, die Beziehungen und Ehen in Phasen wirtschaftlichen Aufbaus manchmal durchlaufen: Der Mensch tut und tut und merkt dabei nicht, wie er sich entlang seines Weges immer weiter von sich und anderen entfernt. Bis man nicht mehr zueinanderfindet.

Nach der Scheidung konzentrierte ich mich darauf, das Beste aus der Situation zu machen, baute mein Leben auf und verbrachte so viel Zeit wie nur möglich mit den Kindern. Was mir in der emotional anspruchsvollen Phase half, war

Sport. In der Katharsis bemerkte ich: So schmerzhaft die Trennungserfahrung und die Einsamkeit waren, sie öffneten eine Tür in mir. Nie hatte ich mir große Gedanken über Liebe gemacht oder darüber, was das Gelingen einer Beziehung beeinträchtigt oder begünstigt. Ich war einfach einer von so vielen, die mit Versuch und Irrtum, aber nach Kräften versucht hatten, Rollenbildern zu entsprechen. Das änderte sich, als ich das Scheitern meiner ersten Ehe zu verarbeiten hatte. Für mich war entscheidend, in der Loslösungsphase den Blick darauf zu richten, wofür die Niederlage im Privatleben gut sein konnte. Ich fing an, anders über mein Leben nachzudenken, Prioritäten neu zu ordnen. Und ich wollte das Geheimnisvolle besser begreifen, das Menschen zusammenhält oder trennt.

Liebe hat ihre eigenen Gesetzmäßigkeiten und entzieht sich unserem analytischen Verstehen. Über kein anderes Thema wird so viel geforscht, gedacht und geredet. Vielleicht auch zu viel. Keine Bücher, Filme, Lieder, in denen das Thema Nummer 1 nicht ein roter Faden wäre. Und doch bleibt die Liebe ein unwegsames Terrain, für das es weder Land- noch Schatzkarten gibt. Wir zeichnen sie selbst und immer wieder neu. Wo verläuft das Gebiet? Wo die Grenzen? Wie lauten die Voraussetzungen des Gelingens oder Scheiterns? Was bewirken wir selbst, was nicht? Eine vage Skizze: Ich glaube, dass die Liebe zwischen zwei Menschen zumindest zu einem Teil in ihr Leben geschenkt wird. Warum? Woher? Darauf gibt es viele Antworten. Es führt etwas unsichtbar Regie, was größer ist als wir selbst, unsere guten Absichten, Sehnsüchte und Wünsche. Gelernt habe ich das alles, seit Katarina in meinem Leben ist.

Schon die Umstände, wie wir einander begegnet sind, machen es für mich als analytischen Denker schwierig, nur an die Kategorien Pech, Glück oder Zufall zu glauben. Katarina kehrte in die Slowakei-Niederlassung der Fitness Company zurück, obwohl sie bereits einen anderen Weg eingeschlagen hatte. Und als ich sie dort sah, war mir in der Sekunde klar, dass diese Begegnung alles verändern wird.

Das geschah meinen Vorsätzen zum Trotz, für längere Zeit allein zu leben. Obwohl wir einander nicht kannten, empfanden wir beide vom ersten Augenblick an nicht nur dieses Gefühl von Anziehung, sondern gleichzeitig eine seelische Verbundenheit. Verliebtheit und Liebe, das sind unterschiedliche Phänomene. Zwischen uns war, und das kannte ich nicht, beides zugleich spürbar. Eine Vertrautheit, die sich anfühlte wie eine Freundschaft, die ewig bestand. Es dauerte nicht lange, bis ich ihr eröffnete. „Katarina, du bist die Frau, mit der ich mein Leben verbringen will." Dieser Satz kam aus einem inneren Wissen. So, als wäre alles davor eine einzige Probe für diese eine Begegnung gewesen. Bis Katarina kam, hätte ich keinen Preis für Liebesbekundungen gewonnen. Das ist jetzt anders. Wie alles, seit sie an meiner Seite ist.

Es mag kitschig klingen: Aber dieses Grundgefühl des Anfangs in unserer Beziehung hat sich auch nach neun Jahren Ehe nicht verändert. Ganz im Gegenteil, es verstärkt sich. Pandemie und Lockdowns waren für viele Paare und Familien eine Echtheitsprüfung, für noch mehr Nähe zwischen Katarina, mir und den Kindern war diese Phase eine

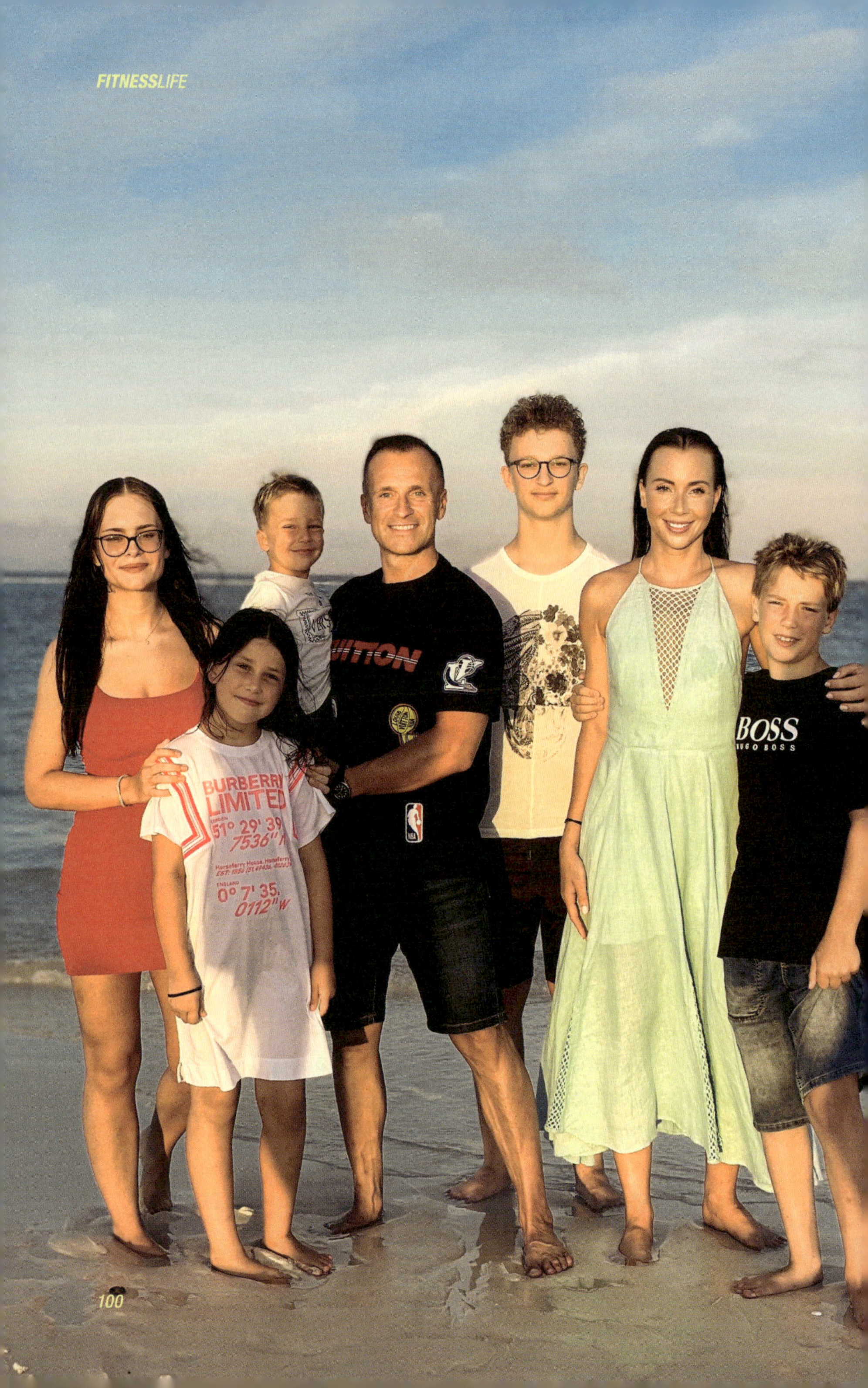
UITTON
BURBERRY
LIMITED
0° 7' 35.
0112" W
BOSS
HUGO BOSS

LEBEN, LIEBE UND FAMILIE: ERFOLG IST, ZU WISSEN, WO DEIN PLATZ IST

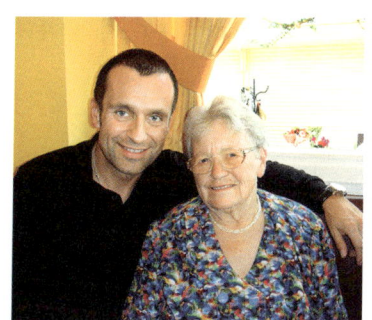

Diese Bilder trage ich im Herzen: Meiner Großmutter (oben) verdanke ich vieles in meinem Leben, meiner Patchwork-Family auch.

Das Wurpes-Who's-Who von links: meine Tochter Laura und ihre Schwester Emma, ich mit Paul, mein Älterer Kilian, meine Frau Katarina und ihr Sohn David

Booster-Impfung. Denn erstmals hatten wir, was davor stets das knappste Gut in unserem Zusammensein war: Zeit nur für uns zwei und als Familie.

Katarina ist in Sachen Disziplin und Fokus gestrickt wie ich. Was sie sich vornimmt, setzt sie mit Entschlossenheit und Beharrlichkeit um. Allerdings hat sie im Verhalten ein breiteres inneres Spektrum als ich. Anfänglich glich unser Zusammenleben dem Bild, das mich als Kind geprägt hatte: Familie, Harmonie und Glück mit unseren Kindern, Projekt um Projekt, ein straff durchgetakteter Alltag, kaum eine Leerzeile im Kalender. Meiner beruflichen Mission zu folgen und abseits davon das Leben auch zu genießen, musste ich erst von Katarina lernen. Sie beherrscht, was man im Fußball „Umschaltspiel" nennt: Wenn wir feiern, kann sie ein Feuerwerk der Lebensfreude zünden und einen normalen Abend zur unvergesslichen Party machen. Wenn dann mitten in der Nacht eines unserer Kinder mit Halsschmerzen aufwacht, legt sie den Schalter um: Dann gibt es nichts Wichtigeres, als zu trösten. Oder: Wir teilen die Begeisterung für Sport, für Fitnesstraining und Rennradfahren im Besonderen. Meine Frau ist ausgesprochen fit, fährt aber viel weniger Rad als ich und ist daher auf den gemeinsamen Ausfahrten gefordert, mein Tempo zu halten. An ihrem Atem höre ich, wenn sie in meinem Windschatten an ihr Limit kommt. Ich sage dann: „Schatz, ich bin etwas müde und fahre langsamer." In diesem Moment legt sie einen Gang zu.

Spielerische Rituale des gegenseitigen Forderns sind wichtig, aber wir überfordern einander nie. Nicht beim Sport, nicht im Privatleben, nicht in der Firma, wo Katarina

Kunden in der Slowakei betreut. Oft sehen wir uns im Büro den ganzen Tag nicht. Es ist gelungen, ein Wechselspiel aus Geben und Nehmen zu etablieren, das sich gegenseitig verstärkt. So wachsen wir aneinander. Ein paar Ingredienzien unseres Glücks kann ich benennen: Wir haben beide keinen Hang zum Drama, unser Austausch ist zu 95 Prozent positiv, liebevoll, bestärkend. Bei Auffassungsunterschieden gehen wir in ein offenes Gespräch, für das wir uns Zeit nehmen. An Unterschiedlichkeiten reiben wir uns nicht auf, sondern sehen sie als Chance. Und das Wichtigste ist Vertrauen. Wir klammern nicht. Wir lassen uns die Freiräume, die wir brauchen, und genießen die Gemeinsamkeiten, die wir haben.

Ausgerechnet die Corona-Lockdowns haben uns in diesem Punkt weitergebracht. Damals, als sich das Leben für alle ausschließlich daheim abspielte, planten wir in unserem Kellergeschoss einen Weinkeller, um abends mit Gästen auch feiern und einmal lauter Musik spielen zu können, ohne die Kinder zu wecken. Ein lang gehegter Wunsch, weil wir in einem Haus mit offener Architektur leben. Wir setzten uns jeden Abend zusammen, planten den neuen Bereich und eine stylische Bar mit allem Drum und Dran. Der Weinkeller ist längst fertig, die Quality-Time zu zweit haben wir beibehalten: Wir trinken ein Glas Wein und reden nicht über Alltägliches, sondern über uns, unsere Beziehung und das Leben. Eine einfache Sache mit großer Wirkung. An ein, zwei Abenden pro Woche unternehmen wir als Paar etwas. So rutscht die Beziehung nicht unter die Familie, kommt keines von beidem zu kurz und stärkt das eine das andere.

Die zweite stärkende Ressource sind Urlaube. Ich gestehe: In der Anfangsphase mit Katarina bin ich eher mitgefahren, weil das quasi im Pflichtenheft eines guten Ehemannes steht. Hätte meine Frau mit ihrer sanften Entschiedenheit nicht darauf geachtet, dass wir regelmäßig wegfahren, wären wir in meiner kargen Freizeit vermutlich ständig in unserem schönen Haus in Kirchschlag gesessen. Meine Großeltern waren auch nie auf Urlaub. Und ich hatte das Gefühl, beruflich ohnehin genug unterwegs zu sein. Ob ich meine Radtouren daheim im Mühlviertel absolvierte oder auf Mallorca, machte für mich anfangs nicht den großen Unterschied. Redete ich mir jedenfalls ein.

Katarina hat mich an der Hand genommen. Mir beigebracht, dass zu einem erfolgreichen Leben auch gehört, es zu genießen und sich ein wenig Luxus zu gönnen. Auch die Qualität eines Perspektivwechsels habe ich durch sie schätzten gelernt: Nie hätte ich geahnt, wie das „Umschaltspiel" aus Wegfahren und Nachhausekommen bereichert. Wir brauchen nicht einmal ein Reisebüro, weil Katarina unsere Reisen organisiert, bis hin zum richtigen Kopfpolster, der nicht zu hart sein darf, weil ich sonst nicht schlafen kann.

Mich so richtig aufs Loslassen einzulassen, habe ich auf den Malediven gelernt. Unfreiwillig, weil wir im Urlaub dort der Reihe nach in Quarantäne mussten, was unseren Aufenthalt immer weiter verlängerte. Nachdem zu Hause im Lockdown ohnehin nichts zu versäumen war, blieben wir freiwillig noch länger. Nach Wochen kam ich in einen so tiefen Entspannungszustand, wie er mir zeitlebens fremd gewesen war. Zu Hause war die „Ära Homeoffice" ausgerufen. Und ich machte für mich eine späte, aber revolutionäre Entdeckung: So unverzichtbar, wie ich immer gedacht hatte, war ich in meiner eigenen Firma dann doch nicht. Das Team erledigte vieles im Alleingang. Für digitalen Austausch war es unerheblich, ob ich im Mühlviertler Novembernebel oder in einer Strandbar saß. Das hat vieles in meiner persönlichen Einstellung zu verändert.

Nach drei Jahrzehnten rackern darf es auch einmal etwas leichter sein. Ich war nie ein Freund des Begriffs „Work-Life-Balance", weil er eine Trennlinie zwischen Arbeiten und Leben unnötig verstärkt, an der sich ohnehin so viele verausgaben. Das Gefühl am falschen Ort zu sein oder dort nicht zu genügen kann einen fertigmachen, wie ich aus eigener Erfahrung weiß. Erst dank Katarina habe ich eine andere Sichtweise bekommen, in Richtung „Work-Life-Integration". Mittlerweile habe ich eine Idee, wie sich „Work-Life-Fulfillment" anfühlen kann. Ich arbeite immer noch viel, und das sehr gerne. Aber wenn ich nicht arbeite, dann arbeite ich tatsächlich nicht. Der freie Kopf ist eine Erfindung der Pandemie. Davon profitieren nicht nur ich und mein Job, davon profitieren wir alle.

Wir alle, unsere Familie, das ist ein herrlich bunter Haufen. Wenn man die ersten vier Lebensjahre zu acht auf 65 Quadratmetern gewohnt hat, ist man automatisch Familienmensch. Am schönsten ist für mich, wenn wir tatsächlich alle zusammen sind. Im Urlaub, bei uns in Kirchschlag oder bei Katarinas Eltern in der Slowakei. Ihr Vater war der technische Leiter beim Slowakischen Rundfunk, ihre Mutter leitete die Dependance einer Wiener Anwaltskanzlei in Bratislava. Inzwischen sind sie beide in Pension und begeisterte Großeltern. Ihre Zuwendung ist für uns eine wertvolle Ressource. Wie noch so ein Dorf, in dem Kinder gut groß werden können. Wie ich früher. Das Zusammengehörigkeitsgefühl der Generationen ist vielerorten leider verlorengegangen, Familien sind in Kleinzellen zerfallen, und diese Fragmentierung ist ein Problem in unserer Gesellschaft, das weitere befeuert. Jedenfalls beobachte ich, wie sehr unsere Zusammenkünfte allen guttun. Auch unseren großen Kindern Laura, Kilian und David, Katarinas Sohn aus erster Beziehung.

Kilian und David sind gleich alt und wie Brüder, auch wenn sie nicht miteinander verwandt sind. Kommt der eine nicht mit, sagt auch der andere ab. Interessant ist, wie Emma und Paul es genießen, wenn ihre Geschwister anwesend sind. Der Altersunterschied ist groß, sie haben nie in einem gemeinsamen Haushalt gelebt, und trotzdem verbindet sie dieses magische Band Familie. Gemeinsam essen, reden, lachen, spielen, sein – das Wesentliche ändert sich nie.

Was sich geändert hat, sind die Verhältnisse. Behütet aufgewachsen sind wir alle, Emma und Paul, die beiden Kleinen, wachsen auch begütert auf. Emma ist neun und spricht fließend drei Sprachen. Das macht etwas im Selbstbewusstsein eines Kindes. Noch dazu, wo sie von ihrem Wesen her an sich schon charakterstark und extrovertiert ist. Ich erinnere mich an einen Abend in einem Hotel in Dubai. Dort spielte am Silvesterabend eine Band vor einer leeren Tanzfläche. „Ich gehe jetzt tanzen", meinte Emma. Sie war fünf. Und schon stand sie auf dem Tanzparkett und machte eine Show, dass der ganze Speisesaal klatschte und Handyvideos von ihr machte. Auch das macht etwas im Selbstbewusstsein eines Kindes. Emma hatte von klein auf Charisma. Wenn Katarina bei uns im Schauraum eine Fitnessstunde für Schulklassen hält, stellt sich Emma als Co-Trainerin neben ihre Mama. Und so wie ihrer Mutter und ihrer großen Schwester öffnen Charme und Redegewandtheit auch ihr Türen.

Paul hat im System den Platz, den ich als Kind hatte: alle für einen. Dass ich für unsere Kinder im Garten einen Spielplatz gebaut habe, über den mancher Ort froh wäre, war bei Pauls Energieniveau eine gute Investition. Er ist nicht müde zu kriegen, und es ist aussichtslos, ihn nach Stunden aus dem Pool holen zu wollen, mit vom Chlor feuerroten Augen und vor Kälte blauen Lippen.

Wir fördern diese Bewegungsfreude als Basis für alles Weitere. Doch weder Katarina noch ich lesen Erziehungsratgeber. Wir ermöglichen den beiden ein sicheres, ungezwungenes Aufwachsen, eine gute Ausbildung und geben ihnen Werte mit, die uns mitgegeben wurden – Freundlichkeit, Höflichkeit, Respekt, Bescheidenheit: „Bitte", „Danke", Menschen beim Handgeben in die Augen schauen, Tischmanieren. Normaler Familienalltag.

Emma und Paul sollen unterschiedliche Lebenswelten kennenlernen. Sie verbringen viel Zeit bei ihren Großeltern in der Slowakei. Das ist in unserem Fall einfach, weil zwischen der Technogym-Zentrale in Leonding und unserer Niederlassung in Bratislava ohnehin ständig Fitnessgeräte hin und her transportiert werden. Das Huckepack-System ist gut eingespielt. Emma und Paul steigen in einen Klein-

Lkw, Oma und Opa holen sie ab und fahren mit ihnen zu ihrem abgeschiedenen, alten Bauernhof, wo das Leben abläuft wie vor hundert Jahren. Knödelmachen im Hof, Brombeermarmelade einkochen, viel draußen sein, fleißig mithelfen. Danach wieder retour. Kindsein, wie zu meinen Zeiten – und doch ganz anders: Spiegelungen der Zeit, Reflexionen und Überblendungen des Lebens.

Einen ganzen Nachmittag lang hatten Paul und ich in seinem Zimmer am größten Turm seiner Geschichte gebaut. Das Fundament zunächst im Liegen, dann im Sitzen, im Knien und im Stehen. Gegen Ende überragte mich der stolze Holzbau deutlich an Größe. Die Spitze verlangte allerhöchste Konzentration, um nur ja keinen vertikalen Dominoeffekt zu riskieren. Das überließ ich dem Profi: Mit angehaltenem Atem und schwitzenden Händen vollendete Paul unser wackeliges Kunstwerk von meinen Schultern aus. „Fertiiiig“, jubelte er schließlich, als seine Arme zu kurz wurden. „Bravo, Pauli, du bist ein geschickter Bursche!“, freute ich mich. „Du auch Papa“, lachte er.

Der zweite Höhepunkt kam, als ich ihn wieder am Boden absetzte. Mit kreischendem Gelächter, ohne Anflug eines Bedauerns, versetzte er dem „Papa-Turm“ einen Schubs, sodass dieser krachend in sich zusammenstürzte. Sämtliche Einzelteile polterten Pinie auf Eiche durch Pauls Zimmer. Für einen Augenblick war es still. „Wow! Hast du das gesehen? Hast du das gesehen, Papa?“ So unendlich viel Glück strahlte aus seinen Kinderaugen in dieser Analogie von Aufbau, Transformation und Neubeginn. Und im Vierfüßler-Sprint sammelte er alle Wichtelteilchen wieder ein: „Jetzt noch einen Turm, Papa. Wir haben noch ganz viel Zeit bis zum Schlafengehen."

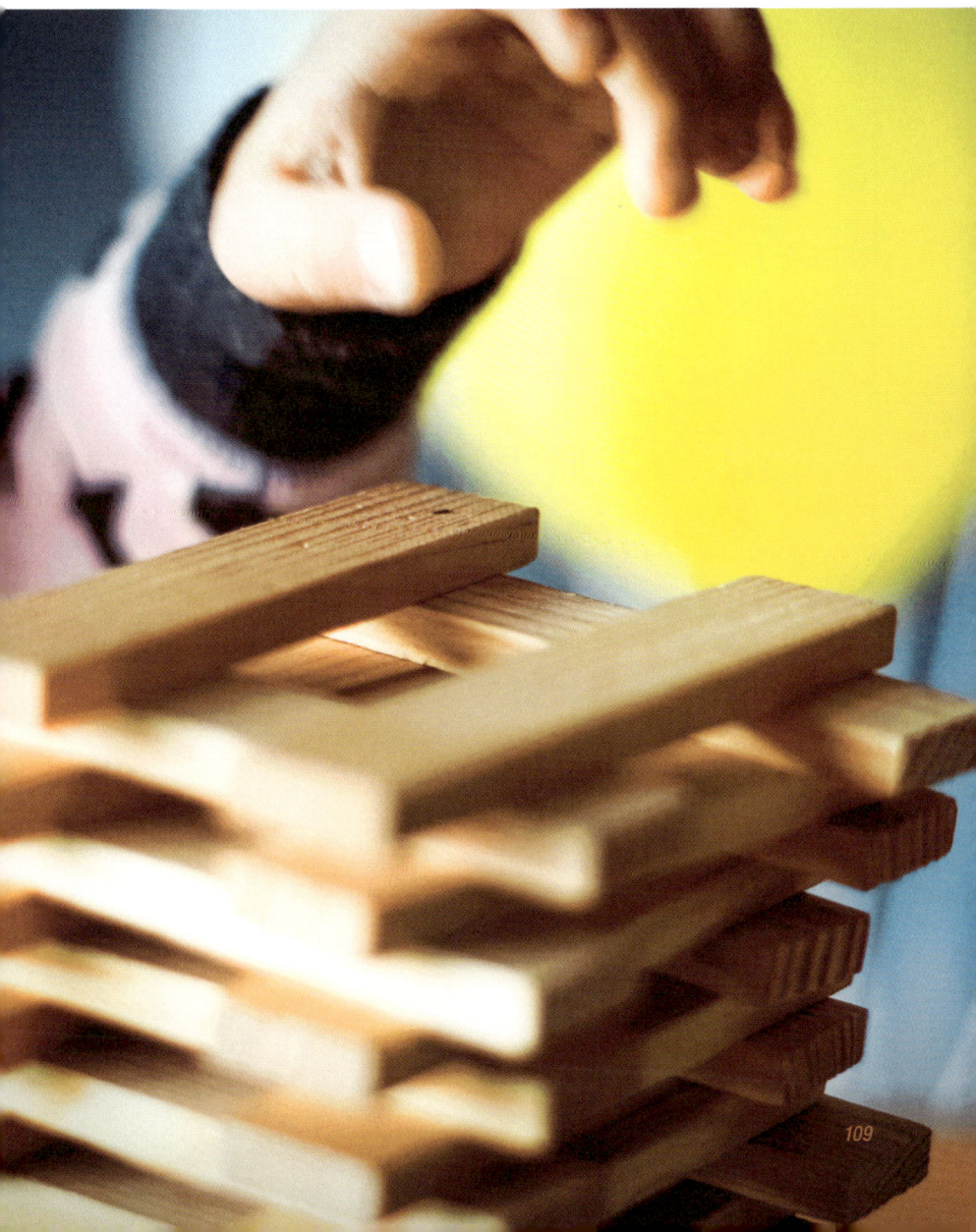

KAPITEL 5

DIE FITNESS ALS
LEBENSGRUNDLAGE

Wie ich im Sport Glücksmomente sammle

SPORT GLÜCKSMOMENTE SAMMLE

Die Lebensmitte kann eine Aussichtswarte sein, von der der Blick auf zurückgelegte Etappen durch kupiertes Gelände weich und weit wird. Auf die Hügel, Senken, Kuppen, Berge, Täler, Flachstücke, Anstiege und Abfahrten. In den Höhenschichtlinien zeigt sich dann der Verlauf der eigenen Lebenstour. Alles gehört dazu, hat seinen Platz, sein Wechselspiel, seine Bezüge – Pannen, Stürze, Ausreißversuche, Aufholjagden, Alleingänge, Teamleistungen, Zielsprints, Niederlagen und Erfolge.

Auf das Fest zu meinem 50. Geburtstag kamen 150 Gäste. Das entsprach der sogenannten „Dunbar-Zahl". Robin Dunbar, ein britischer Anthropologe, hat das menschliche Sozialleben wissenschaftlich vermessen. Ihm verdanken wir einen validen Schätzwert als Antwort auf die Frage, die niemand von uns aus dem Stegreif beantworten kann: „Wie viele Menschen kenne ich eigentlich?" Im Schnitt 5.000, lautet die Antwort im Sinne von: Gesichtern richtige Namen zuordnen zu können. Kennen heißt nicht gleich kennen. Wie Dunbar herausfand, hat unsere soziale Konnektivität einen engeren Radius. Meist stehen wir mit rund 150 Personen in Kontakt, so, dass wir mit ihnen jederzeit Smalltalk führen könnten. Interessanterweise ist dieser Wert weltweit recht konstant, nicht einmal die digitalen Medien haben ihn verändert. Aus Sicht der Anthropologen lässt sich das so erklären: Wir sind seit den ersten menschlichen Gemeinschaften auf diese Sozialzahl „geeicht". Innerhalb unserer 150 relevanten Kontakte herrscht ein Kommen und ein Gehen, das allerdings mit zunehmender Nähe abnimmt. Zehn bis fünfzehn Personen nennen wir echte Freunde, von denen wiederum drei bis fünf unsere engsten Vertrauten sind. Die Sache mit den 5.000 bekannten Gesichtern erscheint mir in meinem Fall beinahe etwas wenig, für meinen innersten Kreis stimmt Dunbars Rechnung. Sozial eingewoben zu sein, sich als Teil einer Gemeinschaft zu erleben ist mit entscheidend, warum Menschen in sogenannten „Blue Zones" viel gesünder viel älter werden als sonst wo auf der Welt. Von Japans Halbinsel Okinawa bis zur Kleinstadt Loma Linda in Kalifornien, von der Nicoya-Halbinsel in Costa Rica bis zur Region Ogliastra auf Sardinien: Das Geheimnis selig aus faltigen Gesichtern lächelnder Methusalems ist Bewegung, gesundes, vorwiegend pflanzliches Essen, ab und zu ein Glas Wein, viel Lachen und enge Freundschaften. Das ist auch für mich ein vorbildlicher Lebensstil, nachdem ich selbst hundert Jahre alt werden möchte, ohne mich dabei alt zu fühlen.

Die Halbzeitpause, das Fest zu meinem Fünfziger, war eine Komposition aus unvergesslichen Lebensmomente. Musikalisch hatte ich mir an diesem Abend einen Traum erfüllt, den ich seit einem bestimmten Abend im Jahr 2007 geträumt hatte. Ich war damals geschäftlich in Italien gewesen, wie so oft. Nach dem Essen bestanden meine Technogym-Kollegen darauf, noch in ein Lokal mit Livemusik zu gehen. Ich erinnere mich, dass ich mit mir rang, weil ich ziemlich müde war. Schließlich begleitete ich die Kollegen doch, ohne irgendeine Erwartung an den Live-Act zu haben, der Name des Sängers sagte mir nichts. Bis ich Mario Biondi die ersten Takte singen hörte – eine Soul-Stimme aus einem anderen Universum! Mario war damals noch am Anfang seiner Karriere, heute ist er in Italien ein Superstar. Und ich bin seit jenem Abend sein Fan. Es gibt Dinge im Leben, die macht man nur einmal: Beim Fest zu meinem Fünfziger trat Mario Biondi mit Band live auf! Wir, die wir diesen Auftritt hautnah miterlebt haben, reden heute noch davon.

Nicht die einzige Sternstunde bei dieser legendären Party: Im Laufe des Abends bemerkte ich aus dem Augenwinkel, wie sich meine besten Freunde auffällig unauffällig von ihren Plätzen entfernten. Sie führten etwas im Schilde, das sah ich an ihrem breiten Grinsen …

Und ich traute meinen Augen nicht, was sie auf der Bühne vorbereiteten: Martin und Andi hatten einen alten Fahrrad-Ergometer in eine Kreissäge umgebaut! Als „Vorderrad" der skurrilen Installation diente ein Sägeblatt. Zudem schleppten sie klobige Balken aus dem astigsten Eichenholz heran, das sie hatten auftreiben können. Mit launigen Worten – „Du bist ja einer von der ganz harten Sorte, diese Holzbalken auch" – forderten sie mich auf, meine Fitness vor meinen Gästen in feinster Abendgarderobe auf der „Radsäge" zu beweisen. Konnte Radfahren nicht nur ein Segen, sondern auch ein Sägen sein? Die Stimmung brodelte, die Gäste skandierten „Gottfried!"-Sprechchöre – mein Hemd und Sakko waren durchgeschwitzt, noch ehe ich im Sattel saß. Ausreden hatten wir untereinander nie gelten lassen, erst recht nicht in Situationen mit Peinlichkeitspotenzial.

Minutiös hatten sie geplant, mich vorzuführen, stattdessen unterlief ihnen ein Vorführreffekt: Der Fehler war wohl, dass Martin und Andi ein neues Sägeblatt eingebaut hatten,

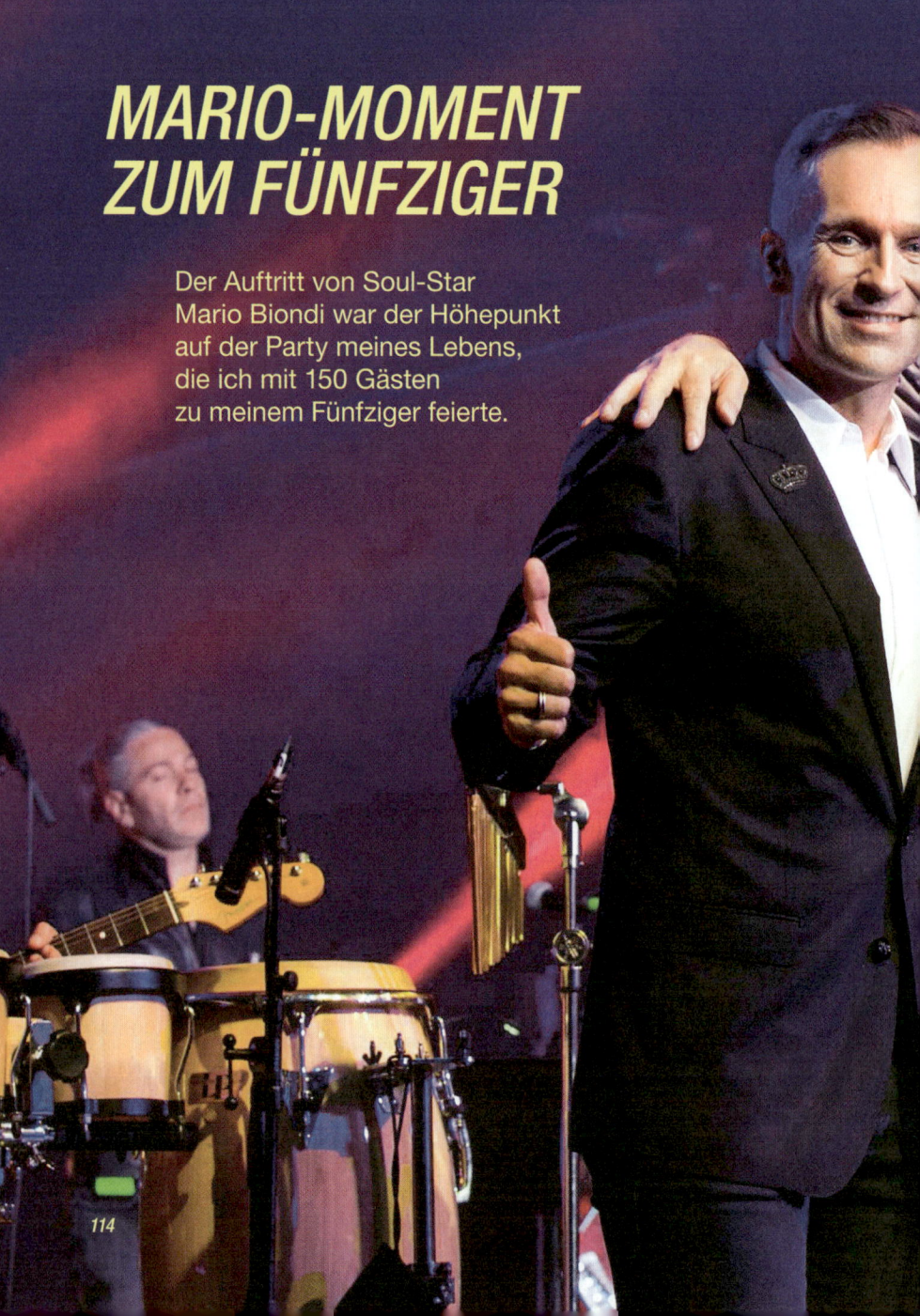

MARIO-MOMENT ZUM FÜNFZIGER

Der Auftritt von Soul-Star
Mario Biondi war der Höhepunkt
auf der Party meines Lebens,
die ich mit 150 Gästen
zu meinem Fünfziger feierte.

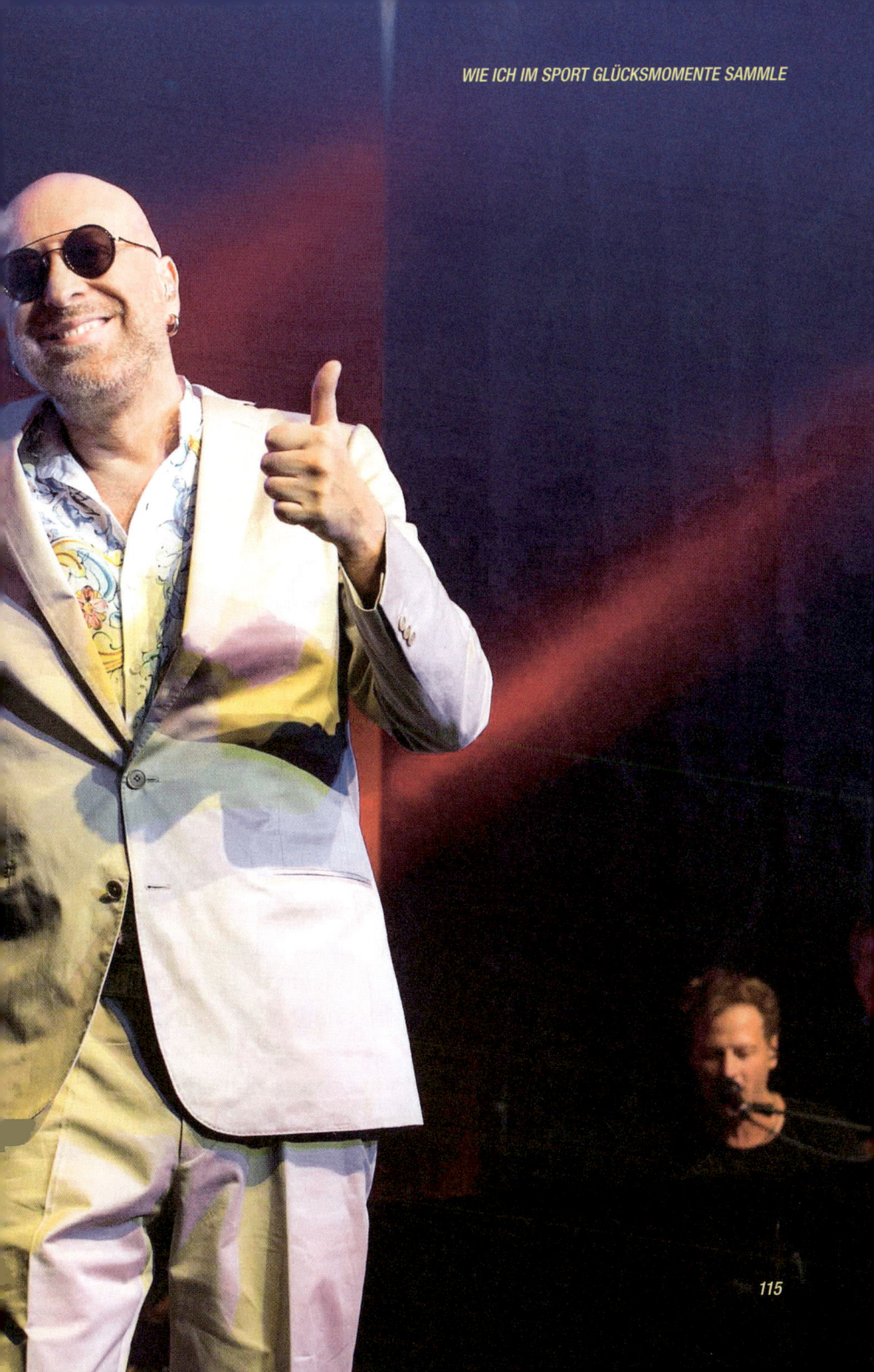

anstatt ein stumpfes zu nehmen, und sie hatten ihr geniales Patent für künftige Blackout-Szenarien offensichtlich generell unterschätzt: Zur Verblüffung aller funktionierte ihre „Radsäge" wie ein motorgetriebenes Original; nur viel leiser, was im frenetischen Lärm jedoch unterging. Binnen drei Sekunden waren die Balken durchgesägt, so engagiert sich die beiden auch bemühten, mich an den knorrigsten Aststellen lustvoll scheitern zu lassen.

Sport, Schmäh und Spaß bilden seit jeher die Statik unserer Männerfreundschaft, die seit dreißig Jahren währt. Wir waren um die zwanzig, als wir einander kennenlernten. Alle drei standen wir mit großen Träumen am Start unserer Lebenstouren. Ich hatte mich mit der Fitness Company selbständig gemacht. Martin trat an, der Linzer Spitzengastronom zu werden, und gemeinsam mit seinen Brüdern sollte ihm das auch gelingen. Andi war damals noch ein kleiner Sachbearbeiter in meiner Hausbank, ehe er zum gefragten Finanzexperten avancierte. Als Hidden Champion hat er nicht im Silicon Valley, sondern in Oberösterreich eine einzigartige Finanz-App entwickelt. Sein digitales Wunderwerkzeug führt Aktiva und Passiva in Echtzeit zu einem präzisen Gesamtbild der Vermögenssituation zusammen. Andis Anwendung erfreut sich bei Privaten ebenso großer Beliebtheit wie bei Banken, Wirtschaftstreuhändern und Steuerberatern.

Wir drei begleiten einander nun schon seit mehr als drei Jahrzehnten durch alle privaten und beruflichen Gezeiten. Eine wahre Freundschaft dieser Art zu haben ist eine unschätzbare Ressource. Sie bedeutet zuverlässige menschliche Nähe, die aber wenig braucht, weil sie sich aus sich selbst erhält und vermehrt. Wir sind reifer geworden in diesen drei Dekaden, ja, bemühen uns aber, uns das nicht anmerken zu lassen, sobald wir unter uns sind. Labestation sind regelmäßige Radtouren.

Einziges Versäumnis ist, dass wir daraus nie ein Kabarettprogramm oder eine Comedy-Show gemacht haben. Es wäre einfach: Man müsste uns nur mit einer Drohne folgen und Originaltöne mitschneiden. Wenn wir drei zusammenkommen, dann fällt die Etikette des Geschäftslebens. Als Motto schweißt uns zusammen: „Lieber einen guten Freund verlieren, als einen Witz auf dessen Kosten nicht zu machen". Unser Geschmack beim Humor ähnelt jenem beim Weißwein – je trockener, desto besser.

Bei unseren Ausfahrten kommen alle Psychotricks aus dem Radsport zum Einsatz. Um nur ein Beispiel zu nennen: Wirkungsvoll sind Überholmanöver mit starkem Antritt bei entspannt wirkender Nasenatmung. Einfach so tun, als läge die körperliche Belastung an der Grenze zur Langeweile und als würde man sonntags gemütlich zum Bäcker rollen, um Semmeln für die Familie zu besorgen – das sorgt für Demut im Pulk.

Ich habe immerhin den Vorteil, dass Fitness nicht nur mein privates, sondern auch mein berufliches Metier ist: Meine 20.000 auf dem Rennrad abgespulten Trainingskilometer jährlich sind unter Hobbyradfahrern eine verlässliche Immunisierung gegen Überforderung. In unserer Radrunde spielen sich Triumphe und Tragödien im Hauptfeld ab, zwischen Martin und Andi, also in meinem Windschatten. Andi ist ein ambitionierterer Ausdauersportler und von seinen

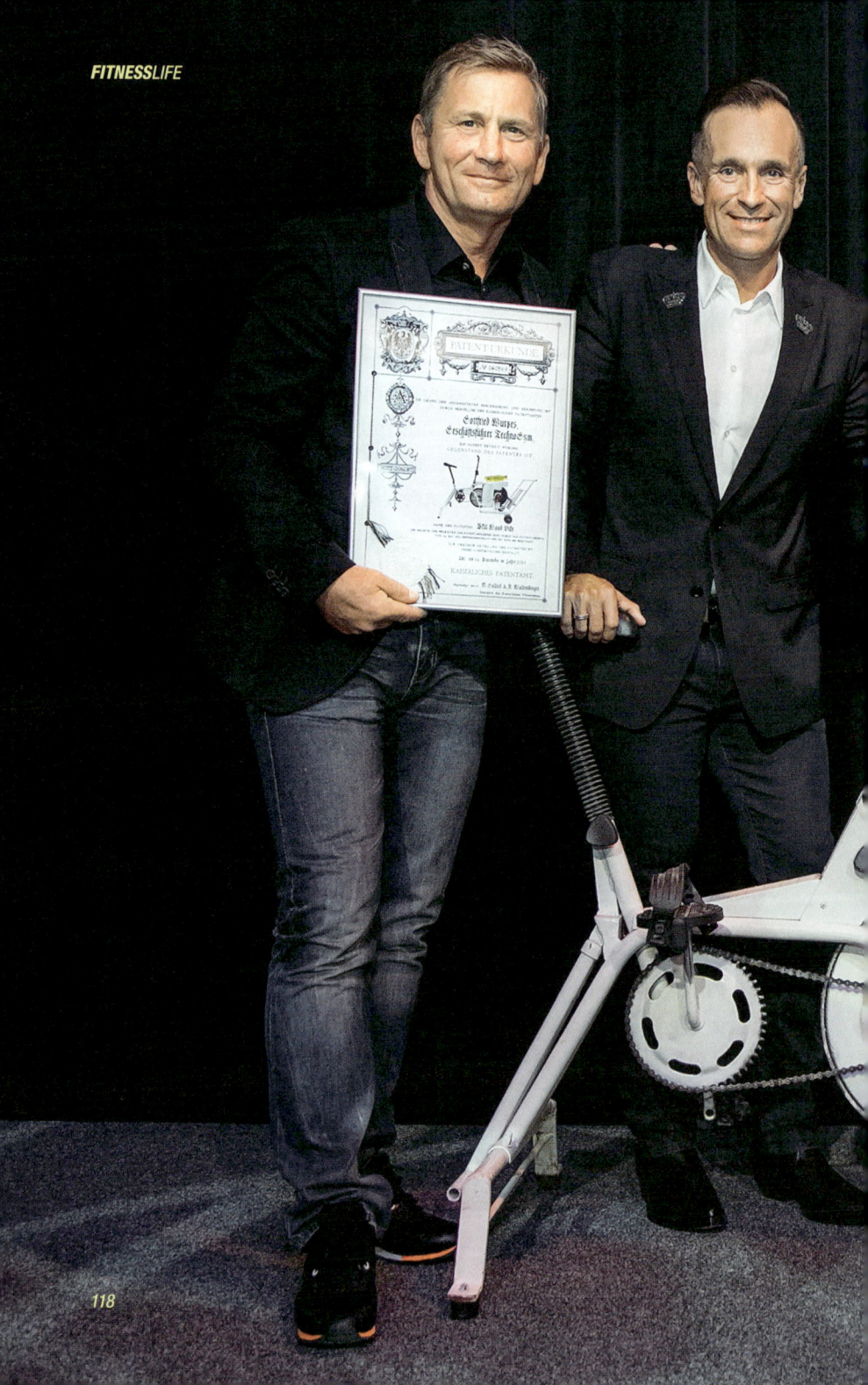

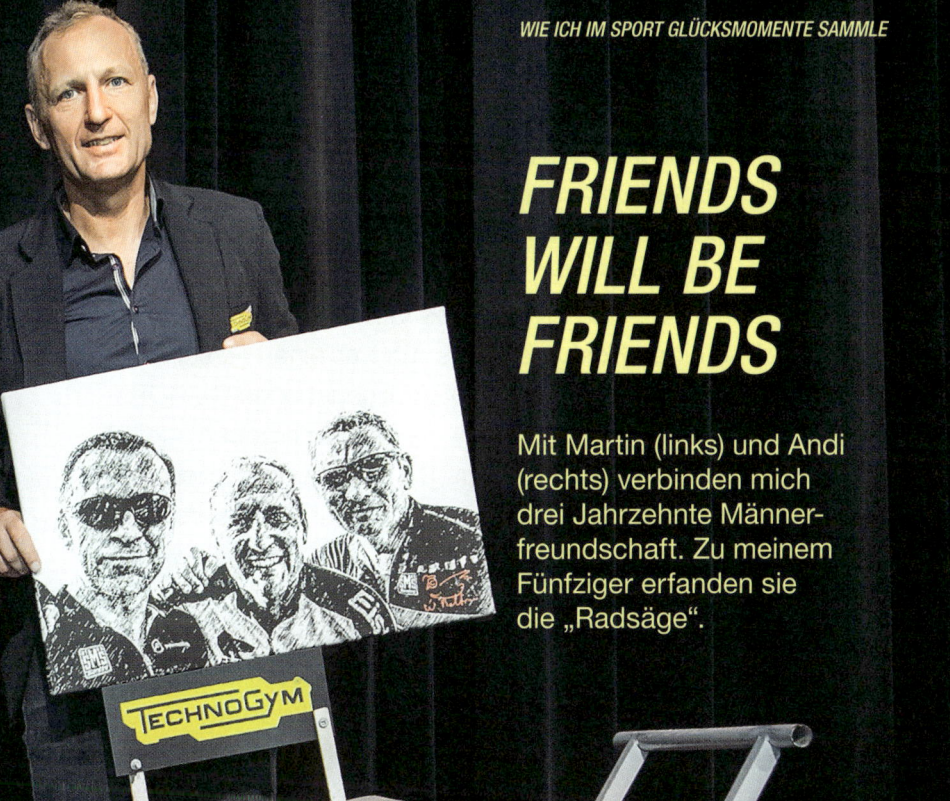

FRIENDS WILL BE FRIENDS

Mit Martin (links) und Andi (rechts) verbinden mich drei Jahrzehnte Männerfreundschaft. Zu meinem Fünfziger erfanden sie die „Radsäge".

körperlichen Voraussetzungen her dafür prädestiniert. Allerdings: Er ist mitunter durch mysteriöses Verletzungspech herausgefordert. Martin muss – wie jeder gute Wirt – seinen Gästen zuliebe zuweilen auch selbst ein guter Gast zu sein. Wir nennen ihn den „König des Gewichtsverlustes". Als Antithese eines Kostverächters führt er einen Rosenkrieg mit seiner Waage. Seine zu Protokoll gegebenen Gewichtsabnahmen in den vergangenen drei Jahren ergeben addiert ein Körpergewicht von minus 93 Kilogramm. Aber, und dafür hat unser Genuss-Guru in der Runde unsere volle Hochachtung: Mental ist Martin ein Titan! Niemals würde er kneifen – nie!

Unsere Lieblingsradstrecke ist die Fahrt über Haibach zur Schlögener Schlinge. Auf den hundert Kilometern verschwören sich Physik und Geologie unbarmherzig gegen Martins Körper. Meist kommt als Gegner noch Wind dazu, der auf fiese Art und Weise jedes Mal von vorne bläst. All das nimmt er sportlich und ist allen Herausforderungen zum Trotz jedes Mal mit von der Partie – und sei es konstant am Rande eines Kreislaufkollapses. Aufgegeben wird prinzipiell nicht: Martin hat zwei Mal den Ötztaler Radmarathon mit für jeden Helden der Landstraße harten 250 Kilometern und 5.500 Höhenmetern bewältigt. Wir drei Burschen im konstant besten Alter sind der Beweis, wie Sport als sozialer Kraftkleber jeden Einzelnen positiv beeinflusst. Martin, Andi und ich halten wir uns eigenständig fit und gegenseitig bei der Stange. Fällt tatsächlich einer einmal aus seiner Trainingsroutine, erleichtert das motivierende Miteinander den Wiedereinstieg.

WIE ICH IM SPORT GLÜCKSMOMENTE SAMMLE

Was tiefe Freundschaft im Innersten ausmacht, ist Inhalt von Mythen wie der Überzeugung, dass nur eine langjährige Beziehung sie hervorzubringen vermag. Wesentlichen Weggefährten, so die landläufige Meinung, begegnet man zwangsläufig in jungem Alter. Danach lernt man bestenfalls nette Bekannte kennen. Stimmt und stimmt gleichzeitig auch nicht, zumindest in meinem Fall. Es gibt nämlich auch die seltene Option von „nicht gesucht und trotzdem gefunden". Moni und ihr Ehemann Bernhard, der Gemeindearzt in unserem Heimatort Kirchschlag, bereichern meinen innersten Kreis an persönlichen Herzensmenschen erst seit ein paar Jahren.

Dank meiner robusten Gesundheit lerne ich Ärzte nicht als Patient, sondern nur als Kunden kennen, wenn sie Technogym-Geräte kaufen. Bei Bernhard, mir und unseren Ehefrauen war das anders. Uns hat dankenswerterweise eine Wespe verkuppelt, die mich beim Radfahren so herausragend in die Stirn gestochen hatte, dass ich bei unserem Landarzt der Herzen um Abschwellendes bitten musste. Bernhard nahm sich selbst bei dem kleinen Wespen-Notfall Zeit für einen persönlichen Austausch, wir verstanden uns auf Anhieb blendend. Er erzählte mir, selbst begeisterter Freizeitsportler zu sein, und ich verließ seine Praxis schmerzbefreit.

Der Zufall verlangte damals nach dem Notfall ein baldiges Wiedersehen. Herr Doktor und seine Moni kamen eines Tages in Zeitlupentempo an unserem Haus vorbei. Ich rief ihnen zu: „Tai-Chi, Spazierengehen oder Langsam-Laufen?" Das lustige Geplänkel am Gartenzaun war der Beginn einer wunderbaren Freundschaft, deren Prosperie-

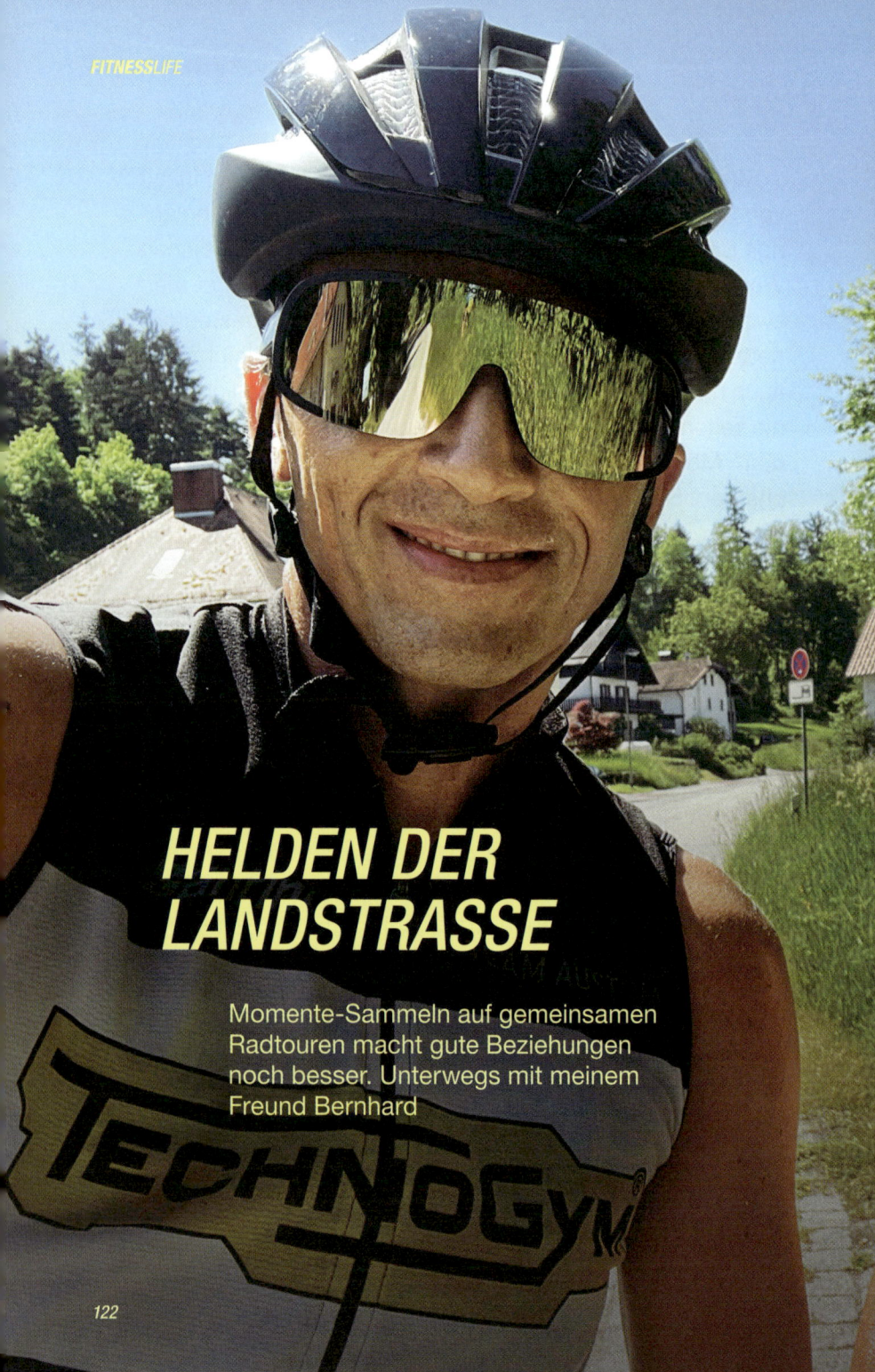

HELDEN DER LANDSTRASSE

Momente-Sammeln auf gemeinsamen Radtouren macht gute Beziehungen noch besser. Unterwegs mit meinem Freund Bernhard

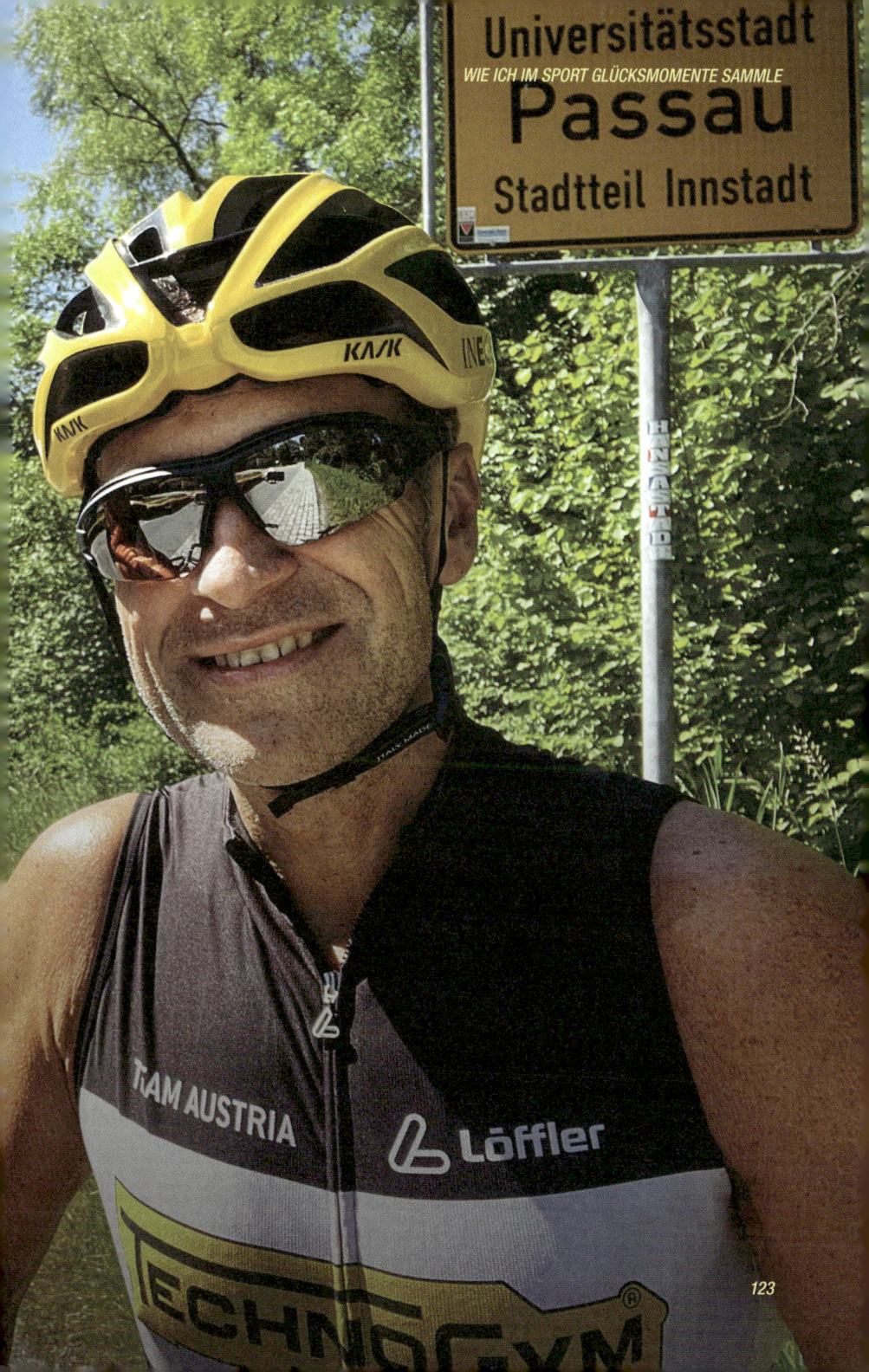

ren wir unserer Leidenschaft für Sport und die geselligen Momente danach verdanken.

Zur ersten gemeinsamen Mountainbike-Ausfahrt war Bernhard noch in seinem pinkfarbenen Rad-Jersey aus Baumwolle und mit behaarten Beinen erschienen, unmittelbar danach startete er seine Fitnessgroßoffensive. Mit beinahe fünfzig kaufte er für sich und seine Frau Rennräder und richtete sich in seinem Haus nach meinen Empfehlungen ein Homegym ein. Ganze zehn Kilo an Muskelmasse hat „Doc Hollywood", wie ich ihn nenne, dort mittlerweile zugelegt. Aus dem schlaksigen Arzt mit dezentem Bauchansatz ist ein ansprechender Athlet geworden.

Als Paar-Freundschaft sind wir eine Vierer-„Blue Zone" im Mühlviertel. Gesund und aktiv hundert Jahre alt werden zu wollen ist nach heutigem Stand der Wissenschaft keine Utopie mehr, sondern eine realistische Option, der wir uns alle verschreiben. Nicht mit asketischer Verbissenheit oder dem Eifer moderner Biohacker, die unter Rotlichtlampen schlafen und zum Frühstück Kaffee mit Butter und Öl trinken, sondern altersangemessen mit großer Selbstironie und der demütigen Einsicht, dass das Leben lebensgefährlich bleibt. Fixpunkte im Jahresplan sind Radurlaube zu viert, für die Zeit sein muss. Auch innerhalb unseres Quartetts begünstigt die Gruppendynamik einen gesunden und sportlich aktiven Lebensstil bei allen – wer will sich schon vor seinen besten Freunden oder seinem Ehepartner eine Blöße geben?

Mit Ausnahme meines Großvaters, der manchmal wandern oder bergsteigen ging, betrieb in meiner Familie niemand Sport. Das war in den 1970er-Jahren weniger ein Manko als heute, weil man sich im Alltag ausreichend bewegte. Niemand starrte damals stundenlang regungslos auf Bildschirme, es gab immer etwas zu tun, und kurze Wege wurden prinzipiell zu Fuß oder mit dem Rad zurückgelegt. Meine Sportbegeisterung kommt also nicht aus einer frühen Prägung, sondern ist Ergebnis glücklicher Fügungen. Meine erste Referenzerfahrung, wie sehr Körper, Geist und Seele in Wechselwirkung zueinander stehen, machte ich nach einem Schulwechsel an das Marianum in Freistadt. Dort war Sport nämlich kein Lückenfüller im Stundenplan, sondern oberste pädagogische Priorität. Alte Werte wie Leistung, Disziplin, Durchhaltevermögen, Respekt und Fairness wurden uns im Bewegungsunterricht didaktisch klug und spielerisch vermittelt.

Als stark verschüchtertes Kind war ich nach der ersten Klasse Hauptschule ins Marianum gekommen, die täglichen Turnstunden und meine Zugehörigkeit zur Faustball-Mannschaft machten aus mir einen selbstbewussten Jugendlichen. Je mehr Ehrgeiz ich im Sport entwickelte, desto positiver wirkte sich das auch auf meine schulischen Leistungen aus. Im letzten Jahr meiner Pflichtschulkarriere war ich sogar Vorzugsschüler.

Der wichtigste „Mentalcoach" meiner Adoleszenz war meine Großmutter. Sie brachte mir bei, mich auf wünschenswerte Ergebnisse zu fokussieren, anstatt auf Befürchtungen oder Ausreden. Begann ich Sätze mit einem zögerlichen „Na ja, Oma, ich hoffe, dass … nicht …", korrigierte mich meine Zen-Meisterin sofort mit dem Hinweis, dass Hoffnung etwas für die heilige Messe sei. Ihre geradlinige, aber herzliche Art, mich in meiner Eigenverantwortung zu bestärken, wirkte und formte in mir Lebensprinzipien heraus, denen ich bis heute treu geblieben bin.

Also sprach Oma: „Es sind nie die anderen oder die Umstände, die dir im Weg stehen. Wenn, dann bist du es selbst. Wenn dich ein Weg nicht zum Ziel bringt, nimmst du einen anderen." Oder: „Die besten Ideen sind Seifenblasen, solang du sie nicht umsetzt." Oder: „Bei kleinen Rückschlägen aufzugeben ist, wie wenn du dich nicht duschst, weil du dabei nass werden könntest." Oma war eine wandelnde Aphorismensammlung. Größter gemeinsamer Nenner ihrer gesammelten Lebensweisheiten: „Viel reden tun viele. Weiter kommen die, die weniger reden und mehr tun. Egal was du in deinem Leben tust: 70 Prozent sind Disziplin und 30 Prozent Talent, Pech, Glück oder Zufall." Omas 70/30-Gesetz ist zwar eine Abweichung zum viel zitierten Pareto-Prinzip, wonach 80 Prozent des Erfolgs mit nur 20 Prozent des Aufwands erreicht werden können (dafür fordern die verbleibenden 20 Prozent Erfolg dann 80 Prozent an Aufwand), für mich stimmt ihre Faustregel dennoch als Grundpeilung in den allermeisten Lebenslagen.

Oma war eine so wertvolle Mentorin für mich, dass ich dank ihr auch generell ein Sensorium dafür entwickelt habe, wer meine Unterstützer sind. Ich erkenne wohlgesinnte Menschen an einer positiven Resonanz. Die spüre und suche ich, während ich Negativität großräumig meide. Dieses Menschengespür war bei mir schon sehr früh ausgeprägt, gepaart mit einem intuitiven Talent für günstige Gelegenheiten. So wurde eine einzige Begegnung am Anfang meiner Lehre zum Schlüssel für meine spätere Karriere.

Als ich beim Spezialfahrzeuge-Hersteller Rosenbauer als Lehrling arbeitete, lernte ich Walter kennen. Für mich zaundürres Bürschchen war er eine Begegnung der dritten Art: Walter war zwei Meter groß und 150 Kilo schwer. Beruflich überstellte er Feuerwehrfahrzeuge in den Nahen Osten, privat war Walter Weltmeister im Bankdrücken. Sagenhafte 260 Kilogramm wuchtete er von der Brust, zerrte als „Strongest Man" Lastwagen an einem Seil durch die Gegend, schulterte Baumstämme, für es normalerweise einen Feuerwehrkran gebraucht hätte.

Menschlich war er die Gutmütigkeit in Person. Ein Mann wie Walter hatte keine natürlichen Feinde. Außer zuweilen den einen oder anderen leichtsinnigen Landjunker, der in Diskotheken ausgerechnet mit ihm Streit suchte, um Grenzen auszuloten. Walter begegnete ihnen immer mit bewundernswert schonender Verhältnismäßigkeit, aber doch so, dass der Lerneffekt in Sachen Respekt nicht gänzlich ausblieb. Unsanfter wurde es einmal für einen Betrunkenen, der sich in rassistischen Beschimpfungen verlor und partout nicht auf Walters gut gemeinte Beruhigungsversuche reagierte, sondern darob auch noch handgreiflich wurde: Irgendwann machte der „Strongest Man" eine Handbewegung – und der Stänkerer einen unfreiwilligen Kurzstreckenflug mit harter Landung.

Für mich als Fünfzehnjährigen wurde Walter zu einem entscheidenden Wegbereiter und Wegbegleiter. Er motivierte mich, Krafttraining in einem der wenigen Fitnessstudios auszuprobieren. Und vertraute mir, zusätzlich zu meiner Ausbildung als Industriekaufmann, die Buchhaltung seines Mini-Bodyshops in der Linzer Rudigierstraße an, wo er Supplemente für Kraftsportler verkaufte. Für Jahre profitierten wir beide als ungleiches, aber erfolgreiches Gespann voneinander. Walters Rechnungsbelege waren nicht mehr zerknüllt in Plastiktüten, sondern fein säuberlich in Ordnern abgelegt. Und im Gegenzug lernte ich von ihm alles, was es über die neu entstehende Fitnessszene zu wissen gab. Meine gesamte Fitness-Karriere und den Erfolg mit der Fitness Company habe ich initial Walter zu verdanken – und ich werde ihm das auch nie vergessen.

Mein allererster Fitnessstudio-Besuch änderte mein Leben. Mitten in der Pubertät hatte ich das Gefühl, die Leidenschaft meines Lebens gefunden zu haben: Wie viele meines Alters war ich inspiriert vom amerikanischen Traum Arnold Schwarzeneggers, der vom erfolgreichsten Bodybuilder seiner Zeit zum berühmtesten Actionhelden Hollywoods aufstieg. Ein Märchen für Millionen Menschen. So wirklichkeitsnah, weil der Hauptheld ein einfacher Landbursch aus der Steiermark war. Das hatte vor allem in Österreich, das traditionell mit Vorbildern eher dünn besiedelt war, eine starke Identifikationswirkung auf junge Männer. Bodybuilding und Kraftsport waren für mich von Anfang an kein Hobby, sondern ein Lebensstil. An intrinsischer Motivation mangelte es mir nicht: Ich war, wie man in Oberösterreich zu sagen pflegt, „ein Hendl". Also assimilierte ich mich in diesem Umfeld, das von athletischen Körpern, Heldentaten und Ruhm träumte. Die damaligen Studios waren keine cleanen Wellness-Oasen, sondern das Gegenteil: meist muffige Souterrain-Räume, die an Keller aus alten Schwarz-Weiß-Boxfilmen erinnerten – düster, dreckig, stickig, aber voller Emotionen. Dieses Ambiente hatte für mich eine eigene Ästhetik. Man betrat Fitnessstudios wie eine Geheimloge, in der Enthusiasten für die Eitelkeit entfesselt am Eisen ächzten und stöhnten. Dieser Körperkult, der an uralte Männlichkeitsideale von Stärke und Unverwundbarkeit anknüpfte, schuf Zusammenhalt in der damals noch vornehmlich männlich dominierten Community der dicken Oberarme.

Von den USA aus wurde Arnold Schwarzenegger ab den 1980er-Jahren zur schillernden Ikone einer aufkommenden, globalen Fitnessbewegung. Der Terminator sagte die Zukunft, letztlich auch meine, schon früh und präzise voraus: „Irgendwann wird es in jedem Hotel und größerem Haus ein eigenes Gym geben." Wie die meisten Visionäre belächelte man ihn. Doch Muscle-Lifestyle, Ich-Optimierung, bessere Lebensqualität und mehr Sexappeal durch körperliche Fitness: Das war eine Idee, deren Zeit gekommen war – und nichts ist bekanntlich mächtiger. Das Momentum war nicht mehr aufzuhalten. Es öffnete Amateuren wie mir den Raum für ein Gefühl athletischer Professionalität und war die Tür zum Selbstverständnis, ein Trendsetter zu sein. Ich passte das Prinzip der Profis, „Train – Eat – Sleep – Repeat", an meine lokalen Gegebenheiten an: „Train – Eat – Work – Train – Eat – Sleep – Repeat". Das war nicht genau dasselbe, aber dem Ideal nahe genug. Als Lehrling fuhr ich mit meiner Vespa und hatte keinen festen Wohnsitz. Entweder war ich bei meiner Großmutter oder bei Trainingskumpel Robert, der schon in einer Garçonnière wohnte. Ich machte meine Arbeit bei Rosenbauer und in Walters Bodyshop, aber im Herzen war ich 24 Stunden täglich Bodybuilder und Kraftsportler. Das funktionierte allerdings nur mit bewusstem Lebenswandel, ausreichend Schlaf, spezifischer Ernährung (gegrillte Pute, Reis und Brokkoli hatte ich stets vorgekocht in großen Tupperware-Dosen bei mir) und zwei Trainingseinheiten pro Tag. Das Ganze zog ich sechs bis sieben Mal pro Woche durch, Pausentage hielt ich für überbewertet.

Von Robert konnte ich mir viel abschauen. Vor allem, dass Kontinuität und Disziplin im Sport alles waren. Es zeigte sich, dass ich genetisch sehr günstige Voraussetzungen für Kraftsport mitbrachte. Robert motivierte mich, schon in meinem ersten Trainingsjahr auch an Junioren-Wettkämpfen im Bodybuilding und Kraftdreikampf teilzunehmen. Beim ersten Antreten in einer Neulingsmeisterschaft sollte ich in der Klasse bis 80 Kilogramm starten, hatte mich aber bei der Diät verschätzt und wog 80,6 Kilo. Ein Anfängerfehler mit der Konsequenz, dass ich unter Riesen guter Vierter wurde. Ein Woche später beim „Austria Cup" der österreichischen Staatsmeisterschaft gewann ich dann in meiner Klasse. Und blieb sowohl im Bodybuilding als auch im Kraft-Dreikampf über mehrere Jahre der Beste meiner Klasse in Österreich. Einmal stellte ich mit respektablen 207,5 Kilogramm im Bankdrücken Junioren-Europarekord auf.

Als wären meine Jobs, Training und Wettkämpfe nicht Auslastung genug gewesen, ergab sich aus meinen sportlichen Erfolgen noch eine dritte Einkommensquelle: Ich trat bei Zeltfesten und in Dorf-Discos als Mitternachtseinlage auf, streifte dort mein T-Shirt ab und für ein paar Minuten Posen stattliche Honorare ein. Mit anderen Worten: Ich war der Einzige, der Geld für etwas bekam, was ohnehin alle jungen Männer versuchten. Als Bodybuilder waren wir zwischen Kuriosität und Faszinosum verortet, mit ständig steigender Tendenz zu Letzterem. Meine mitternächtlichen Auftritte in verrauchten Locations waren die oberösterreichische Antwort auf die Chippendales. Nur mit dem Unterschied, dass ich mich auf der Bühne nicht lasziv aus einem Smoking schälte, sondern von vornherein eingeölt, tiefengebräunt und in den typischen Bodybuilderslips mit verhaltensauffälligen Farben auftrat.

Mitunter entstand eine Fan-Hysterie. Zu behaupten, ich hätte das alles nicht genossen, und diese Lebensphase unter „Ich war jung und brauchte das Geld" zu verbuchen würde der wunderbaren Zeit nicht gerecht. Einen Teil meiner Gagen investierte ich in den Führerschein und in eine gebrauchte Mercedes S-Klasse, den Rest sparte ich eisern. Geld fürs Ausgehen brauchte ich so gut wie nicht, weil dafür ohnehin kaum Zeit blieb, und wenn, wurde ich eingeladen.

Mehr noch als das Training selbst faszinierten mich die physiologischen Zusammenhänge im Hintergrund. Mit der Akribie eines Wissenschaftlers erforschte ich das Zusammenspiel aus Ernährung, Belastung, Regeneration, Hormonaktivität, Wasserhaushalt und Supplementen an meinem eigenen Körper. Zum ersten Mal in meinem Leben hatte ich mir ein komplexes Lernfeld selbst erwählt. Ich entdeckte in mir eine Wissbegierde, die ich aus der Schulzeit nicht kannte. Der Autodidakt in mir war geboren. Mein Mentor auf dieser Forschungsreise war Manfred. Er besaß das modernste Trainingsstudio in Linz auf eintausend

Quadratmetern und galt als Koryphäe für Trainingslehre. Entgegen allen damaligen Auffassungen integrierte Manfred Cardio-Einheiten in meinen Bodybuilder-Plan. Das galt in Fachkreisen als absolutes No-Go, geradezu als Kontra-indikation für den beabsichtigten Muskelaufbau, zeitigte aber Wirkung. Das dosierte Ausdauertraining erlaubte in Diätphasen höhere Kohlehydratzufuhr. Schon ein paar Löffel Reis mehr machten einen großen Unterschied: Mehr Kohle-hydrate bedeuteten mehr Energie für das Training, bessere Fettverbrennung und Muskeldefinition – diese Kombination war unser Erfolgsgeheimnis.

Bis an einen gewissen Punkt. Denn Anfang der 1990er-Jahre zeichnete sich im Zuge der Professionalisierung des Sports auch ab: Um im Bodybuilding international erfolg-reich zu sein, musste man bereit sein, sein Leben völlig dem Sport unterzuordnen und tief in die Pharma-Trickkiste zu greifen. Letzteres kam für mich nicht in Frage, dafür waren mir die gesundheitlichen Risiken zu groß – und so beendete ich 1991 mit einer Siegesserie meine Karriere an ihrem Höhepunkt und gründete meine Firma.

In dieser Zäsur ereilte mich das Schicksal vieler, die abrupt mit Spitzensport aufhören: Selbst und ständig arbeitend, aber ohne sportliche Zielsetzungen diffundierte das Training nach und nach aus meinem Alltag. Ich geriet in jene schwächenden Selbstrechtfertigungen, die viele Menschen aus eigener Erfahrung kennen: „Zu erschöpft von der Arbeit", „Leider keine Zeit", „Ab nächster Woche dann wieder Sport". Aus jeder nächsten Woche wurde eine neue nächste Woche. Ich betrog mich ständig selbst und errichtete eine immer unüberwindbarere mentale Mauer zwischen mir und dem, wovon ich eigentlich wusste, dass es mir guttäte: dem Sport.

Es entstand eine Negativspirale, die ich bis dahin nie gekannt hatte. Eineinhalb Jahre lang war ich in Passivität und destruktiven Gedankenschleifen gefangen. Meine Muskulatur wich, mein Hunger blieb. Auf der Waage hielt ich zwar einigermaßen das Gewicht, nur war es nicht annähernd so vorteilhaft verteilt wie zu meinen Zeiten als Staatsmeister mit einem Körperfettanteil von unter zehn Prozent. Ohne Bewegungsroutine bauten sich Stoffwechsel und Körper dramatisch schnell um. Und irgendwann war bei mir der maximale Frustpegel erreicht. Letztlich zog ich mich an der eigenen Eitelkeit aus dem Sumpf, erklärte meine „unfreiwillige Massephase" – so nennen Bodybuilder Phasen bewusster Gewichtszunahme – für beendet und begann mit dem Laufen.

Der Anfang war hart. Bei meinem Körperbau hätte mir kein Arzt ausgerechnet das Laufen als Sport empfohlen, ich hätte aber auch keinen um seine Meinung gefragt. Was mir half, innere Widerstände zu überwinden, waren Tugenden, die mir schon im Bodybuilding in Fleisch und Blut übergegangen waren: Hingabe, Disziplin, Durchhaltevermögen, Frustrationstoleranz – und die Überzeugung, dass ich Ziele aus eigener Kraft erreichen kann. Die Übung gelang, ich reduzierte mein Gewicht von massigen 90 auf die gesunden 80 Kilogramm, die ich bis heute halte. Und ich änderte das Verhältnis zwischen Ausdauer- und Krafttraining, weil sich mein Paradigma von „möglichst stark" auf „möglichst gesund" verschoben hatte. Laufen machte mir Freude, und ich suchte auch hier den Wettbewerb. Womit ich haderte, war der begrenzte Bewegungsradius. Also stieg ich irgendwann auf Rennradfahren um, das meine Faszination geblieben ist.

Rückblickend war die einzige „No sports"-Phase meines Lebens die vermutlich wertvollste Erfahrung für meinen weiteren Weg. Wäre mir die Metamorphose zwischen professionellem Athleten und ambitioniertem Freizeitsportler auf Anhieb mühelos geglückt, würde mir wohl jegliches Verständnis für Menschen mit inneren Blockaden fehlen, die sich selbst von einem gesundheitsbewussten Lebensstil mit regelmäßigem Sport abhalten. Die eigene Schwäche aber verhalf mir als jüngstem Unternehmer der aufkommenden Fitnessbranche schon früh zum entscheidenden Heureka-Moment: Das Doppelleben als Workaholic und Sportmuffel schenkte mir den „Head-to-Head-Vergleich", wie hoher beruflicher Stress sich ohne und wie er sich mit sportlichem Ausgleich im eigenen Organismus anfühlte. So erhielt meine berufliche Mission von einer besseren Welt durch mehr Bewegung den letzten Schliff.

All das ist nun mehr als dreißig Jahre her. Fitness und Gesundheit sind, im umfassendsten Sinn, mein Leben geworden und geblieben. Das Prinzip „Train – Eat – Work – Train – Eat – Sleep – Repeat" ist mein basaler Rhythmus im Alltag. Es gab in den vergangenen drei Jahrzehnten kaum Wochen, in denen ich an weniger als fünf Tagen Sport betrieben hätte. Gelegentlich entstehen durch Dienstreisen Unterbrechungen von höchstens zwei, drei Tagen. Wenn ich dann nach Hause komme, begrüßt mich meine Frau mit den Worten „Ups: Da will jetzt aber einer sofort trainieren".

Die Kombination aus Fitnesstraining und Radfahren ist für mich mehr als nur ein Mittel zum Zweck, um körperlich gut in Form zu bleiben und damit glaubwürdig in meinem Job zu sein. Der Sport entfaltet für mich seine Funktion als Lebenselixier vor allem im mentalen Bereich. Krafttraining ist nach wie vor ein fixes Element meiner Sportroutine, wenngleich nicht mehr das wichtigste. Es gab Phasen in der Entwicklung des Fitness-Mainstreams, da sah es danach aus, als würde Gewichtstraining als Kuriosität in die Geschichte eingehen und nur noch Top-Athleten vorbehalten bleiben. Inzwischen weiß die Wissenschaft, dass keine Alternative zum Widerstandstraining existiert – je älter wir werden, desto wichtiger wird der regelmäßige Besuch im Fitnessstudio, weil er praktisch alle physiologischen Parameter im Körper positiv beeinflusst. Von der Knochendichte bis zur Muskulatur – von den Mitochondrien in unseren Zellen bis zur hormonellen Balance. Vom positiven Selbstgefühl, das mit einem trainierten Körper einhergeht, bis zur Sturzprophylaxe in höherem Alter.

Qualität geht dabei vor Quantität: Schon ein bis zwei Mal Gewichtstraining pro Woche helfen, den Status quo zu stabilisieren – alles, was darüber hinausgeht, verbessert ihn. Krafttraining stärkt Anpacken, Zupacken und Konzentration, ich schaue, dass ich auf drei bis vier Einheiten pro Woche komme. Radfahren hingegen unterstützt das Loslassen und die Kontemplation. Seien es die einsamen Touren, die ich fast täglich in der Mittagspause vom Büro aus unternehme, oder längere Ausfahrten in der Gruppe. Mich fasziniert die meditative Komponente der gleichförmigen Bewegung. Nirgendwo sonst kann ich so gut abschalten und mich selbst vergessen. Dieses Gefühl, wenn mein Geist frei und leicht wird, wenn Probleme des Alltags auf ihre wahre Größe schrumpfen, wenn mein eigener Körper hormonell auf Euphorie umstellt und mich kreative Ideen fluten.

Radfahren harmonisiert: Körper, Geist, Seele; die Beziehung zu sich selbst und zu anderen. Es ist ein Momente-Sammeln von einzigartiger Qualität. Und Etappe um Etappe fügen sich die Ausfahrten durch kupiertes Gelände zur Tour des Lebens zusammen. Laut Tracking-App Strava umrunde ich radelnd etwa alle zwei Jahre einmal die Erde, sitze durchschnittlich 12:10 Stunden pro Woche im Sattel und strample Woche für Woche 363 Kilometer. Wenn ich acht Stunden Schlaf abziehe, verbringe ich 10,86 Prozent meiner Lebenszeit auf dem Fahrrad, und das mit einer Durchschnittsgeschwindigkeit von 30 Stundenkilometern. Was nicht heißt, ich würde immer nur über den ebenen Asphalt bolzen – meine Tour führt nicht nur durch Flachstücke, sondern auch über Hügel, Kuppen und Berge. Auch wenn ich kein Bergsteiger bin, wie mein Großvater einer war: Wenn man nur die Höhenmeter umrechnet, erklimme ich Jahr für Jahr alle vierzehn Achttausender und die Seven Summits noch dazu. Höhenschichtlinien, die der Freude dienen.

TEAM AUSTRIA

PAAR-SELFIE
ZUR ZIELANKUNFT

Meine Frau Katarina
und ich teilen ein Leben,
zwei Kinder und die
Leidenschaft fürs
Rennradfahren.

KAPITEL 6

ZUR RICHTIGEN ZEIT
AM RICHTIGEN ORT

Wie mein Beruf
Berufung bleibt

Ich bin seit 33 Jahren Unternehmer. Man könnte auch sagen: Seit einem Dritteljahrhundert, das klingt dann noch länger. Über meinen zurückgelegten Weg lässt sich zumindest eines sagen: Ich habe so gut wie niemals auf ihn zurückgeblickt! Bis zum Schreiben dieses Buches habe ich Nachfragen meist im schnellen Überflug, mit ein paar wichtigen Eckdaten, beantwortet. Reminiszenzen gehören nicht zu meinem Naturell. Von den zwei griechischen Zeit-Göttern Chronos und Kairos ist mir Letzterer, der Gott des richtigen Augenblicks und der günstigen Gelegenheit, näher als sein Verwandter, nach dem unsere Uhren benannt sind. Jeder hat seine innere Zeitorientierung: Für mich ist das Gestern ein verlassener Flughafen, das Heute eine Transitschleuse, das Morgen die Ankunftshalle. Seit ich denken kann, treibt mich die Frage: „Und was kommt jetzt als Nächstes?"

Die Vergangenheit ist ein schwieriger Sortiervorgang. Der, so sagen die Hirnforscher, nicht einmal objektiv ist, sondern stimmungsabhängig. Demnach passen wir unsere Geschichte(n) unbewusst an unsere aktuellen Emotionen an. Woraus folgt, dass Feststellungen wie „So war das damals!" einer eigenen Relativitätstheorie unterliegen und biografische Auslesen stets subjektive Unschärferelationen haben. Eingedenk dessen sind mehr als drei Jahrzehnte Fitness Company, die sich im Gleichklang mit einem veränderten Gesundheitsbewusstsein entwickelt hat, eine gute Gelegenheit, um die Replay-Taste zu drücken.

Meinen eigenen beruflichen Weg zu finden, zu gehen und ihm treu zu bleiben verlangte von mir immer wieder die Bereitschaft zur „Untreue" – im übertragenen Sinn –, und das muss ich näher erklären: An wichtigen Weggabelungen bestand die Untreue darin, Erwartungshaltungen zu enttäuschen und vermeintlich vorgegebene Wege zu verlassen. Mitte der 1980er-Jahre, als ich in das Berufsleben einstieg, lautete die Devise: „Hauptsache ein sicherer Arbeitsplatz". Während der Zeit des Wiederaufbaus und Wirtschaftswunders hatte sich die durchgehende Linie zwischen erstem und letztem Arbeitstag als ideale Berufslaufbahn herausgeprägt, ein Gleitflug ohne Turbulenzen von der Schulbank bis in die Pension – und am allerbesten immer in ein und derselben Firma.

Sinn und Selbstverwirklichung spielten kaum eine Rolle. Die Arbeitsmarktsituation war nicht vergleichbar mit der heutigen, wo sich Unternehmen bei Job-Suchenden bewerben müssen, es war umgekehrt. Schon mein Großvater hatte bei Rosenbauer gearbeitet, daher war es selbstredend, dass ich meine Lehre zum Industriekaufmann auch in diesem Vorzeigebetrieb absolvieren würde. Dass Rosenbauer Feuerwehrfahrzeuge für die ganze Welt fertigte, machte das Unternehmen einzigartig, insofern hatte meine Zukunft schon einen grünen Haken, ehe sie überhaupt begann.

Allerdings formte sich dieser alsbald in ein Fragezeichen um. Das lag nicht nur daran, dass ich über meinen Mentor Walter zum Bodybuilding und, indem ich das Kassabuch seines Mini-Bodyshops führte, mit der Fitnessbranche in Kontakt gekommen war. Beruflich meinem Herzen zu folgen war auch Auswirkung eines beginnenden gesellschaftlichen Paradigmenwechsels, der sich in den 1980er- und 1990er-Jahren vollzog.

Das Kolorit dieser Zeit bestimmte eine Collage aus Politikverdrossenheit, Kommerzialisierung, Wettbewerbsdenken und Globalisierung, zudem keimten ökologisches Bewusstsein und die Anfänge des digitalen Zeitalters auf. Unterschwellig beeinflussten uns amerikanische TV-Serien: „Dallas" oder „Dynasty: Der Denver Clan" machten Geldverdienen, Statussymbole und eine Gewinnermentalität mit der Lust an Machtspielen modern. „Groß denken" war das Diktum einer zunehmend vernetzteren Welt, das sich bis in die Schulterpolster der Herrensakkos zog. Pamela Anderson und David Hasselhoff prägten in „Baywatch" als Rettungsschwimmer ein neues Körperideal: Als sexy galt, durchtrainiert zu sein – davor war das Superhelden vorbehalten gewesen. In dieser Gemengelage nahm der Ich-Bezug Fahrt auf, und das Zeitalter der Selbstoptimierung begann. Dass es der österreichische Sänger Falco 1986 mit „Rock me Amadeus" auf den ersten Platz der US-Charts schaffte, war nur ein zusätzlicher Beleg für das Lebensgefühl von „Anything goes".

Auch in mir vollzog sich ein Spagat zwischen Tradition und Transformation: Wie habe ich doch innerlich gerungen, als sich der grüne Haken eines sicheren Arbeitsplatzes bei Rosenbauer zu einem Fragezeichen wandelte. Meine Perspektiven im Vorzeigeunternehmen waren vielversprechend, das Feuerwehrwesen ehrenwert und krisensicher, weitaus anziehender fand ich allerdings diese neue, bunte Szene, die in Fitnesscentern die Helden von morgen erschuf. An der entscheidenden Kreuzung gab der Segen meiner Großmutter den Ausschlag, in welche Richtung ich abbog: „Gottfried, du bist jung und musst tun, was du für richtig hältst. Ob das gescheit ist oder nicht, findest du nur dann heraus, wenn du es ausprobierst." Statt der sicheren Laufbahn wurde es die Verkaufstheke in Walters Bodybuilding-Shop, wo ich Eiweißpulver und andere Devotionalien des aufkommenden Körperkults – Tanktops und Baggy Pants in schrillen Farben und psychedelischen Mustern – unters Volk brachte.

Wieder einmal sollte meine weise Großmutter recht behalten: Es war gescheit! Ich machte mich gut als Walters rechte Hand und segelte mit Rückenwind, da mein Hobby fortan mein Beruf war. Damals trauten sich das nur wenige Menschen. Mir eilte der Ruf voraus, ich könnte auch einem Eskimo Eiswürfel verkaufen. Dabei hatte ich gar nicht das Gefühl, ein Verkäufer zu sein: Vielmehr war ich von den Produkten, mit denen ich Handel trieb, begeistert, und wenn das der Fall ist, verkauft jeder alles. Ich lernte die erst im Entstehen begriffene Struktur von der Pike auf: Bezugsquellen, Lieferlösungen, Handelsspannen, Kunden.

Einmal schickte mich Walter mit einem beträchtlichen Budget nach Amerika, um dort Sportbekleidung von einer neuen, aufstrebenden Fitnessmarke einzukaufen. Ich flog nach Los Angeles, lieh mir einen Pick-up, fuhr vier Stunden zu jenem Hersteller, lud den monströsen Achtzylinder bis oben voll mit Fitnessbekleidung und tuckerte zurück zum Flughafen. Als ich abends bei der Spedition am Flughafen ankam, stellte sich heraus, dass ein Ursprungszeugnis der Ware für den Export fehlte.

Ein Mühlviertler mutterseelenallein in einer amerikanischen Großstadt, mit Ware im damaligen Wert einer kleinen Eigentumswohnung! In meiner Not verbrachte ich die Nacht im Auto, direkt beim Eingang einer videoüberwachten Walmart-Filiale, die 24 Stunden geöffnet war. Im Morgengrauen fuhr ich wieder los und saß erneut acht Stunden im Auto, um die Dokumente zu holen. Diesmal ging alles glatt. Kaum war die wertvolle Fracht in Österreich, bestieg ich meinen Kleinbus, um sie an Fitnessstudios in allen Bundesländern auszuliefern. Das war damals mein Leben, und ich liebte es. Das Geschäft florierte, ich kannte jede und jeden in der Branche, und sie alle kannten mich. Mir wurde bewusst: Die Produktqualität war ein Muss, doch den eigentlichen Ausschlag für den Erfolg gaben persönliche Beziehungen. Weil ich selbst erfolgreicher Bodybuilder war, außerdem Schmähführen und Verhandeln meine zweiten Vornamen, brauchte ich im Wesentlichen nur ich selbst zu sein.

Irgendjemand stellte mir eines Tages beiläufig die Frage: „Sag, Gottfried, warum machst du eigentlich nicht deine eigene Firma auf?" Diese Frage öffnete die Tür zum nächsten Gewissenskonflikt. Lange wehrte ich den Gedanken ab. Auch, als ich immer häufiger damit konfrontiert wurde. Hatte ich Walter doch so viel zu verdanken: die Inspiration zum Sport genauso wie den Job, bei dem ich durch Geschick und Engagement erstklassig verdiente. Erschwerend kam hinzu, dass er mit persönlichen Problemen zu kämpfen hatte.

Zur Handschlagqualität und Loyalität war ich erzogen worden, und mit meinen zwanzig Jahren brachte mich diese Situation in einen entsetzlichen inneren Zwiespalt. Walter glaubte an mich und vertraute mir, fast wie ein Vater seinem Sohn – ein Gefühl, das ich in meiner Kindheit schmerzlich vermisst hatte. Gerade ihn zu enttäuschen, der gemeinsamen Sache untreu zu werden, um meinen eigenen Weg zu gehen, war für mich lange Zeit unvorstellbar. Andererseits: Er war nur einige Jahre älter als ich und Alleineigentümer eines Geschäfts, das ich anfänglich mit ihm, später aber zunehmend für ihn aufbaute. „Gottfried, warum machst du eigentlich nicht deine eigene Firma auf?" Immer drängender wurde die Frage in mir, immer lauter die Antwort und damit die rhetorische Gegenfrage: „Ja, warum eigentlich nicht?!"

Schließlich entschied ich mich für das Wagnis der Selbständigkeit. Einmal mehr hatte mich meine Großmutter darin bestärkt. Es dauerte allerdings noch ein ganzes Jahr, ehe ich allen Mut zusammennahm und Walter meinen Entschluss mitteilte. Bis heute war das der schwerste Gang meines Lebens: Er war genauso traurig und enttäuscht, wie ich es befürchtet hatte. Ich fühlte genauso, und trotzdem musste ich damals meinen eigenen Weg gehen.

Ich hatte damals eine für mein Alter ansehnliche Summe angespart und somit auch das gewisse Startkapital für mein kleines Start-up. Im Februar 1991 meldete ich das Handelsgewerbe für mein Einzelunternehmen an und kaufte bei meinem damaligen Freund und Trainingspartner Wolfgang einen kleinen Lieferwagen, der gleichzeitig als mein rollendes Lager diente. Als Büro nutzte ich meine Junggesellenwohnung in Linz. Mein System behielt ich bei, denn es war simpel und funktionierte: Ich importierte amerikanische Fitnessbekleidung und verkaufte zudem Proteinpulver. Sportmode fürs Fitnessstudio gab es damals in Österreich noch nicht, weil die etablierten Sportartikelhersteller den Trend nicht erkannt hatten. Stylische Outfits freilich waren der jungen Zielgruppe aber mindestens so wichtig wie das Training selbst.

Anfänglich erfolgten meine Importe in kleineren Umfängen, aber bald kamen meine Lieferungen in Containern. Ein Markt, der offiziell gar nicht existierte, boomte. Ich war der richtige Mann zum richtigen Zeitpunkt am richtigen Ort. Unter meiner Marke UNIQE zog ich sogar ein eigenes Fitness-Modelabel hoch. „Das kann ich selbst auch", war ich nämlich überzeugt und suchte mir Produzenten für eine eigene Modelinie. Angesichts der Marktmacht global agierender Sportkonzerne wäre dies heute ein wirtschaftliches Himmelfahrtskommando. Solche Gedanken machte ich mir damals erst gar nicht: Genau wie die großen Marken investierte ich in kreative Produktinszenierung, organisierte aufwendige Fotoshootings und druckte Hochglanzkataloge, in denen Models im Zeitgeist der 1990er-Jahre Kollektionen in Szene setzten.

Das Geschäft in der Fitnessszene lief damals noch sehr analog ab, mit persönlichen Kontakten und mit Barzahlung. Meine Verkaufstouren zu mehr als hundert Fitnessclubs im Land begannen frühmorgens, immer dabei war eine Kellnerbrieftasche. Bis zum Abend ging der Verschluss nicht mehr zu. Ich war ständig auf Achse, und an den Wochenenden verpackte ich mit meiner damaligen Freundin die Bestellungen.

Noch im Jahr meiner Firmengründung kam es auf der FIBO, der internationalen Leitmesse für Fitness, Wellness & Gesundheit in Köln, zur Begegnung mit Technogym-Gründer Nerio Alessandri. Auch er stand am Anfang und fertigte seine Fitnessgeräte in einem – im Verhältnis zu heute – winzigen

Betrieb in der italienischen Kleinstadt Gambettola. Wie ich spürte er das Potenzial einer Fitnessbewegung, die die Welt verändern könnte, und wie ich erkannte er, dass Ästhetik, Funktionalität und Design für das neu entstehende Lifestyle-Segment alles waren und ohne dieses gewisse Etwas alles nichts sein würde. Wie ich war er ein getriebener Geist und mit den erreichten Resultaten immer nur kurz zufrieden, um sofort nach Verbesserungen zu suchen.

Zeigte sich im Gespräch mit Studiobesitzern, dass sie für Investitionen offen waren, zog ich einen Katalog mit Nerios innovativen Technogym-Fitnessmaschinen hervor. Diesen funktional hochwertigen und optisch einzigartigen Geräten aus Italien würde die Zukunft gehören. Dessen war ich mir sicher und überzeugte davon auch immer mehr meiner Kunden. Zusätzlich zu Bekleidung und Eiweißpulver verkaufte ich Beinpressen, Kabelzüge und die ersten herzfrequenzgesteuerten Cardiogeräte.

Ein gesundheitsorientierter Markt existierte zu diesem Zeitpunkt noch nicht, und außer einigen wenigen klapprigen Ergometern der ersten Generation wurden kaum Cardiogeräte in den heimischen Fitnessclubs gesichtet. Es war schwer, einen Fitnessclub-Betreiber für einen Highend-Ergometer mit Herzfrequenzsteuerung zu begeistern, der gleich viel kostete wie ein Kleinwagen im Einstiegssegment. Vielen Betreibern war deshalb die Sinnhaftigkeit des Produktes schwer zu vermitteln.

Ich glaubte an diesen Trend und kaufte einige Ergometer auf eigenes Risiko. Diese positionierte ich als Leihgeräte bei strategisch wichtigen Fitnessclubs, um hier ein „Will haben"-Gefühl bei deren Kunden zu erzeugen. Meine weitere Taktik war simpel: Ich wollte die Leihgeräte zu einem Zeitpunkt wieder abholen, als der Club voll war und die Kunden schon in der Schlange warteten, um dieses Wunderding zu testen. Da in den meisten Fällen niemand von den Ergometern wegzubringen war, erstellte ich stattdessen mit dem Betreiber einen Kaufvertrag, und oft wurden noch weitere Ergometer angeschafft. Diese Geschäftsidee entwickelte sich in den folgenden Jahren zu einem unglaublichen Erfolgsmodell, und Cardiogeräte sind seitdem fixer Bestandteil jedes österreichischen Fitnessclubs.

Marketing in der heutigen Form gab es in den 1990er-Jahren genauso wenig wie Social Media oder eine smarte Kommunikation über das Internet. Produkte waren einfach nur Produkte; wenn es aber gelang, sie mit guten Geschichten, Emotionen und einem Lebensgefühl zu verbinden, wurde etwas anderes aus ihnen.

In meiner Schulzeit hatte mir ein Freund ein wertvolles Bild für mein unternehmerisches Denken geliefert: In seinem Zimmer hatte er ein winziges Aquarium mit einem Fisch. Eines Tages bekam er ein größeres Aquarium und übersiedelte seinen Fisch dorthin. Mit Erstaunen stellte er fest, dass der Fisch im größeren Aquarium in kürzester Zeit auch selbst immer größer wurde. „Schaffe Raum für Wachstum" – die Botschaft ist in den vergangenen 33 Jahren zu einem meiner wichtigsten Prinzipien geworden. Produkte und Dienstleistungen brauchen ein inspirierendes Ambiente. Deshalb wollte ich auch nicht dauerhaft dieser fahrende Händler der Fitnessbegeisterung bleiben: 1993 eröffnete ich in Leonding meinen ersten Fitness-Shop. Ich hatte die bescheidenen Mittel, die mir zur Verfügung standen, in ein sehr ansprechendes Ladenbaukonzept investiert. Das war ein absolutes Novum, und die an sich naheliegende Idee, den Produkten eine inspirierende Umgebung zu geben, hatte einen bahnbrechenden Effekt: Mein Shop wurde zum Mikrokosmos für dieses schwer zu beschreibende Lebensgefühl, das die neue Fitness-Community als sozialer Kleister zusammenhielt.

Den Vorgang, meiner Vision einer besseren Welt durch mehr Bewegung ein „größeres Aquarium" zu bauen, sollte ich in den nächsten Jahren mehrmals wiederholen: Von den 150 Quadratmetern in Leonding zogen wir mit der Fitness Company drei Jahre später nach Traun, wo wir 2.000 Quadratmeter zur Verfügung hatten, und 2005 dann zurück nach Leonding in das dreimal so große Objekt, in dem sich die Fitness Company heute befindet. 2010 haben wir es von einem nüchternen Funktionsbau zu einem architektonischen Statement umgebaut, und vor drei Jahren kamen weitere 1.600 Quadratmeter für den Technogym-Showroom dazu.

Zufall oder nicht: Die dimensionalen Sprünge bei der Fläche symbolisierten jeweils auch Meilensteine in der Entwicklung der Firma und des Marktes. Wobei ich zugebe: Mehr Raum für Wachstum zu schaffen forderte mich emotional und auch finanziell jedes Mal enorm heraus. Ob ein Investment tatsächlich gewinnbringend ist, weist sich nämlich jedes Mal erst im Nachhinein. Bis dahin ist finanzielles Risiko einfach nur ein Risiko und latent unangenehm, wenn man allein die Verantwortung dafür trägt. Dieses Gefühl ist für mich auch eine Art Lebensversicherung, um bei wesentlichen Geschäften immer wachsam zu bleiben und nie die Bodenhaftung zu verlieren.

Die ersten Jahre meiner Selbständigkeit waren ein Senkrechtstart: Nach vier Jahren, also 1995, machten zehn Mitarbeiter der Fitness Company einen Umsatz von dreißig Millionen Schilling. Doch jede große Heldenreise hat fix vorgegebene Stationen – so auch meine als Firmenchef: Ich war dem Ruf des Abenteuers nach einigem Zögern jedes Mal gefolgt und hatte stets Verbündete an meiner Seite. Denn die Herausforderungen warteten bei jedem Meilenstein auf mich wie das Amen im Gebet.

Mein schneller geschäftlicher Erfolg beeindruckte viele, nur nicht die Banken. Sämtliche Institute hatte ich abgeklappert und mir den Mund über das enorme Wachstumspotenzial von Fitness und Gesundheit fusselig geredet. Zahllose Begründungen geliefert, warum der Aufbau meiner Firma eine Großfinanzierung brauchte. Die Antwort bekam ich in Form von verschränkten Armen und Fragezeichen in den Augen meiner Gesprächspartner. Die beiden – unausgesprochenen – Totschlagargumente waren immer dieselben: Von wegen Zukunft der Fitness – wovon redest du? Außerdem: Warum sollten wir ausgerechnet dir 25-jährigem Kasperl ohne Sicherheiten einen Millionenkredit gewähren?

Im äußersten Moment begegnete mir ein „rettender Engel" und Mentor in Gestalt eines Prokuristen bei einer oberösterreichischen Bank. Er verstand meine Geschäftsidee, vertraute mir und ermöglichte es, dass ich das Wachstum finanzieren konnte. Er gab mir schon sehr früh zu erkennen, dass eine gute kaufmännische und strategische

Planung die halbe Miete ist. Eine Bank, sagte er mir, vermutet hinter jedem Busch drei Räuber. Mit einer ausgefeilten Planung könne man zwei davon vorab ausschalten. Dank seiner Unterstützung und enormen Erfahrung entwickelte sich die Fitness Company sehr positiv weiter.

Wegweisend waren auch die zahllosen Stunden, die ich als Bodybuilder im Fitnesscenter meines Freundes Manfred zugebracht hatte. Manfred setzte eine kongeniale Idee um: das größte und modernste Fitnesscenter Österreichs, ausgestattet unter anderem mit Technogym-Fitnessgeräten, unterteilt in Trainingszonen mit Cardio- und Kraftgeräten auf tausend Quadratmetern – ganz nach amerikanischem Vorbild. So brachte er es zu einer Benchmark am Markt und ich gleichzeitig zu meinem ersten echten Showroom. Gespräche mit Großkunden hielt ich fortan ziemlich oft dort ab. Es waren Unternehmer wie Manfred, die auch den Grundstein für den Erfolg der Fitnessbranche gelegt haben. Ohne deren Mut, Leidenschaft und auch Investitionsbereitschaft würde der heutige Fitnessmarkt nicht in dieser Form bestehen.

Wobei in diesem goldenen Zeitalter längst nicht nur Fitnessstudio-Besitzer und solche, die es werden wollten, meine Großkunden waren. Ich nannte es damals noch nicht die „Diversifikation des Portfolios". Der von meiner Großmutter vererbte geschäftliche Hausverstand sagte mir: „In stürmischen Zeiten steht ein Tausendfüßler sicherer auf der Erde als ein Flamingo." Die Idee, dass neben Fitnesscentern auch andere Zielgruppen Kunden für Technogym-Geräte sein könnten, verdankte ich vielen beruflichen Begegnungen. So kamen immer mehr Kunden zu mir, die nicht einen größeren Bizeps bekommen wollten, sondern weil ihnen der Arzt beispielsweise Übungen für ihren Rücken verordnet hatte. Das war für mich ein Heureka-Moment: Der Gesundheitsaspekt brachte eine völlig neue, enorm große Zielgruppe: Warum sollten Großbetriebe nicht eigene Fitnessstudios für ihre Mitarbeiterinnen und Mitarbeiter haben? Auf meiner Referenzliste standen alsbald Palmers, Puma, Teekanne, die ÖBB oder Coca-Cola und sukzessive alle Unternehmen, die ihren Beitrag als Arbeitgeber leisten wollten.

Arnold Schwarzenegger war für seine Vision von „Fitnessstudios in jedem größeren Gebäude" anfangs belächelt worden, doch genau diese wurde Realität. Eine zunehmend hedonistisch orientierte Gesellschaft krönte den Fitness-Lifestyle zum neuen Kaiser – und ich fungierte als der Hoflieferant. Wir planten und errichteten Gyms für Firmen, Luxushotels, Wohnhausanlagen, Therapiezentren und immer öfter für Villen oder Yachten von betuchten Privatkunden. Das ist der Grund, warum ich mein Mobiltelefon wie ein Bodyguard bewache: Das Privileg, prominenten und einflussreichen Menschen alles für ihr Fitnesstraining in den eigenen vier Wänden liefern zu dürfen, hat viele wertvolle Beziehungen zu jenen entstehen lassen, die man sonst nur aus Medien kennt. Das liegt an der exponenziell wachsenden Bedeutung meines Geschäftsfeldes und am Umstand, dass wir mit den Technogym-Geräten und ihrer Synthese aus Innovation und Design den Zeitgeist vorgeben. Die Erfolgreichen unseres Landes, die Sport und Gesundheit zu einer Priorität im Leben gemacht haben, sind in den vergangenen Jahren immer mehr geworden. Dass ich für viele von ihnen erster Ansprechpartner für das tägliche Training zu Hause bin, empfinde ich als Ehre und Geschenk. Es gibt mittlerweile so viele Menschen in meinem Umfeld, die ich zu regelmäßiger Fitness und Bewegung animiert habe, dass mir mittlerweile schon der Überblick fehlt. Es erfüllt mich jedoch mit besonderer Freude, wenn ich diesen Menschen wiederbegegne und sie jünger, sportlicher und vor allem gesünder als zuvor wirken. Dies war für mich immer der wesentliche optische Indikator, um meine Mission zu messen.

Eine Lokomotive wegzuschieben kostet Kraft. Ein Mythos ist hingegen, dass man sie spielend leicht mit einem Finger in Bewegung halten kann, wenn sie erst einmal rollt. Zur Jahrtausendwende hatten wir bei der Fitness Company, früher als geplant, die Umsatzgrenze von hundert Millionen Schilling durchbrochen. Nach zehn Jahren der Kooperation mit Technogym schlossen Nerio Alessandri und ich 2001 unseren ersten exklusiven und langfristigen Distributionsvertrag. Das bedeutete, dass ich mich im Wesentlichen nur noch auf den Vertrieb dieser Marke konzentrierte. In unserer Zusammenarbeit erhielten wir uns die Alchemie, und sie prosperierte immer mehr: Schon zwei Jahre später wurde ich erstmals als weltweit erfolgreichster Technogym-Distributor ausgezeichnet. Mit dem Umsatz und dem Marktanteil stieg auch die öffentliche Anerkennung für das, was ich tat.

Die neue Ära stellte mich alsbald vor die entscheidende Prüfung: Meine größte Herausforderung war nicht, Erfolg zu haben, sondern damit zurechtzukommen. Ich war so bescheiden aufgewachsen, nun bekam ich Angst vor dem Ikarus-Effekt: nämlich Angst, im Hype etwas Wesentliches zu übersehen und zu nah an die Sonne zu fliegen. Es war die Phase in meinem Leben, die ich im zweiten Kapitel beschrieben habe: Aus Zweiflern waren Bewunderer geworden, aus Weggefährten Neider. Ich bekam viel Wertschätzung, doch trotz gut gefüllter Auftragsbücher plagte mich eine diffuse Existenzangst. Mit knapp über dreißig Jahren war meine persönliche Krise wohl der Geburtsschmerz einer Reifung, ein notwendiger Schritt ins Erwachsenwerden. Die japanische Kaizen-Philosophie mit ihrem Aufmerksamkeitsfokus auf stetige Verbesserung zeigte mir den Weg aus der emotionalen Talsohle. Sie hievte mein Leben und die Firma auf ein neues Level. Die Lehre, die ich aus dieser Episode zog, war: Je mehr Erfolg und je mehr Geld im Spiel sind, desto wichtiger werden Selbstverantwortung, Disziplin und ein stabiles Wertefundament als innerer Kompass. Desto wichtiger auch, sich selbst und sein eigenes Tun immer wieder zu hinterfragen. Wege zu finden, um den wachsenden beruflichen Belastungen körperlich, geistig und seelisch gewachsen zu bleiben. In meinem Fall bedeutete das: viel Sport.

Im neuen Jahrtausend waren wir mit Technogym die Nummer 1 in Österreich. Bald übernahm ich auch den Vertrieb für Tschechien und die Slowakei. Wir sammelten Lorbeeren und wussten, dass wir uns darauf keine Sekunde lang ausruhen durften. Der wirtschaftliche Erfolg stärkte auch meine Vision, aus der Begeisterung für Fitness und Gesundheit eine gesellschaftliche Bewegung zu formen. Dazu brauchte es mehr Verbündete, Multiplikatoren und

Kommunikatoren. Entsprechend stolz machte es mich, als Technogym das gesamte Olympiazentrum in Obertauern ausstatten und Hermann Maier seinen bald geliebten Fahrrad-Ergometer liefern durfte. Auf Empfehlung seines Fitness-Masterminds Heinrich Bergmüller nahm er ihn sogar auf seine Weltcup-Tour mit und setzte damit einen neuen Standard im Skisport. Das war an sich ein Paradigmenwechsel: Ein Ski-Superstar und Kraftpaket wie Maier setzte in seinem Trainingspensum auf moderates Radfahren mit niedrigem Laktatwert. Eine gute Grundlagenausdauer bekam damit eine völlig neue Bedeutung. 2003 erschien der Bestseller „Das Hermann Maier Trainingsprogramm" und bildete die Fitness Company als offiziellen Geräte-Ausstatter der Olympiastützpunkte ab. Wir versandten eine Sonderauflage des Buches an unsere Kunden, was unsere Glaubwürdigkeit als Kompetenzführer am Markt zusätzlich stärkte.

Das Verständnis von Fitness kam ab den 2000er-Jahren immer mehr in der Mitte der Gesellschaft an: Mit Pilates, Yoga, Cardio Classes oder Spinning etablierten sich neue Trends. Begriffe wie Group Fitness sowie Work-Life-Balance fanden Eingang in den Sprachgebrauch. Körperliche Fitness wurde zum Synonym für Attraktivität und Erfolg. Als das klassische Krafttraining für eine Zeit an Bedeutung zu verlieren schien, schadete uns das nicht. Ganz im Gegenteil: Die Fitnessindustrie erlebte viel an Wandel, aber – sieht man von den monatelangen Sperren der Studios in der Corona-Pandemie ab – nie Konjunkturdellen. Als der Markt hochpreisiger Fitnessstudios in Österreich gesättigt schien, schlug die Stunde der Fitnessketten. International setzte das Gros der ersten Player anfangs eher auf Billig-Equipment. Ein langjähriger Freund ging von Beginn an andere Wege und stattete seine Filialen mit hochwertigen Fitnessmaschinen aus. Er wusste, dass bei starker Kundenfrequenz nachhaltige Qualität im Gerätepark nur vorteilhaft sein konnte. Wir wurden exklusiver Lieferant in Österreich und besagter Freund zu einem der erfolgreichsten Fitness-Unternehmer Europas: Heute betreibt er mehr als 500 Gyms. Es lassen sich noch viele weitere Unternehmer nennen, die uns über die Jahre erfolgreich begleitet haben, jedoch würde das bei über 2.500 Gyms in unseren Märkten den Rahmen sprengen.

So erfreulich die wirtschaftliche Entwicklung der Fitness Company für mich persönlich ist, mein Werdegang als Gesundheitsdienstleister spielt sich seit 33 Jahren vor einem Paradoxon ab. Dem Marktwachstum zum Trotz belegen Untersuchungen, dass die Empfehlung der Weltgesundheitsorganisation WHO von 150 Minuten sportlicher Aktivität pro Woche von vielen Menschen nicht annähernd eingehalten wird. Und leider gewinnen auch wir in Österreich keinen Preis als Fitness-Nation: 34 Prozent der Frauen und 26 Prozent der Männer Österreichs leiden aktuell unter akutem Bewegungsmangel. Alarmierend sind die Werte bei Jugendlichen: 85 Prozent der Mädchen und 71 Prozent der Burschen betreiben wenig bis keinen Sport.

Ein Gesundheitsbewusstsein zu vermitteln ist ein Bohren dicker Bretter. Solange sich das nicht ändert, stellt sich die Frage der intrinsischen Motivation für mich und mein Team nicht: Bei allem, was wir erreicht haben, ist noch sehr viel mehr zu tun, um Menschen zu einem sportlich aktiven Lebensstil zu inspirieren.

2004 war von der EU zum „Jahr der Erziehung durch Sport" ausgerufen worden. Gemeinsam mit Gesundheitsministerin Maria Rauch-Kallat radelte das gesamte Kabinett der österreichischen Bundesregierung für eine Pressekonferenz auf unseren Ergometern. Ein schönes Symbol mit gutem Charakter. Dass es allerdings bis ins Jahr 2022 dauern sollte, ehe tägliche Bewegungseinheiten an Schulen in zehn Testregionen etabliert wurden, beweist eine institutionalisierte Trägheit – trotz horrender Kosten für das Gesundheitssystem einer immer älter werdenden Gesellschaft. In Skandinavien gibt es jetzt schon Versicherungsmodelle, die den regelmäßigen Besuch eines Fitnessstudios zu einem Faktor in der Prämienbemessung machen.

Das Match um einen gesunden Lebensstil mit Sport als täglicher Routine kann nur mit vereinten Kräften gewonnen werden. Als Unternehmen tragen wir bei, was uns möglich ist. Die Digitalisierung hat uns dafür großartige Möglichkeiten gegeben, und es halfen auch glückliche Fügungen. In den frühen 1990ern sagte mir mein Computertechniker: „Gottfried, du musst dir mehrere Domains sichern." Ich antwortete: „Was, bitte, ist eine Domain?" – „Die Adresse für eine Internetseite, die zu deinem Geschäft passt und über die du in Zukunft deine Inhalte und Botschaften kommunizieren kannst." – „Aha." So sicherte ich mir www.fitness.at, ohne zunächst zu wissen, wofür. Ab dem Jahr 2000 wusste ich es und launchte ein Portal für Fitness-Inspiration. Dieser Glückstreffer brachte uns für die digitale Transformation in

Poleposition, die kein fixer Zustand, sondern ein Prozess ist. Schaffe Raum für Wachstum: Die Vergrößerung des Aquariums hat sich ins Internet und zu den sozialen Medien verlagert. Heute liefern wir Fitnessgeräte samt allen digitalen Applikationen, die für ein wirkungsvolles und abwechslungsreiches Training nötig sind.

Im Firmenbuch ist die Fitness Company zu einer internationalen Unternehmensgruppe geworden, die de facto eine Cloud ist. Eine Cloud mit großen Stars: Die Zusammenarbeit mit Ski-Stars inspirierte mich zu weiteren Partnerschaften im Spitzensport. So wurde Technogym Partner des Internationalen Olympischen Komitees (IOC). Wenn in Athen, Turin, Peking, Vancouver, London, Sotschi, Rio, Pyeongchang, Tokio oder Peking die olympische Flagge wehte, trainierten Champions im olympischen Dorf auf Technogym-Geräten. Seit meiner Schulzeit, als ich im Marianum Teil des Faustballteams war, schlägt mein Herz für Leistungssport. Dieser Sportart abseits des Mainstreams bin ich bis heute als Sponsor verbunden. 2007 bereitete sich das österreichische Fußball-Nationalteam auf die Heim-Europameisterschaft vor, und die Fitness Company stellte für die Trainingslager Ergometer zur Verfügung. Das kam bei den Spielern derart gut an, dass wir eine dauerhafte Kooperation mit dem Österreichischen Fußball-Bund eingingen. Nach demselben Muster folgten als Partner der Österreichische Skiverband und das Österreichische Olympische Comité. Meine Idee für ein „Champions-Programm" konnte ich ab 2008 verwirklichen: Nach und nach gewannen wir das „Who's Who" heimischer Sportstars als Markenbotschafterinnen und Markenbotschafter. Von den

Kickern der Nationalmannschaft mit Superstars wie David Alaba und Marco Arnautović bis zu den Wintersport-Ikonen wie Marcel Hirscher, Anna Veith und Anna Gasser. Internationale Aushängeschilder wie Dominik Thiem, Bernd Wiesberger und Matthias Walkner sind ebenfalls Partner unseres Hauses. Diese Partnerschaften haben zu unserer Reputation enorm viel beigetragen.

Es ist also viel erreicht – und doch bleibt noch so viel mehr zu tun. Die Zahl der an Adipositas Leidenden soll bis 2030 weltweit auf über eine Milliarde steigen. Mit den dramatischen Konsequenzen für das Gesundheitswesen, die wir alle kennen: Bis zum Jahr 2060 könnten sich die Kosten, die allein durch Übergewicht und Fettleibigkeit entstehen, global auf bis 18 Billionen US-Dollar potenzieren. Es bleibt ein klarer Auftrag für mich, innerhalb meines bescheidenen Einflussbereichs unser Kampagnenmotto „Let's Move for a Better World" jeden Tag wörtlich zu nehmen. In meinem Unternehmen und privat. Natürlich ist es schmeichelhaft, als „Fitness-Papst" oder „Gamechanger" apostrophiert zu werden, doch die Veränderung im Großen kann nur gelingen, wenn jede und jeder für sich in Sachen Gesundheit bei sich selbst anfängt. Was ich dazu in den nächsten Jahren und Jahrzehnten beitragen kann, wird mir ein innerer Antrieb sein. Meine tägliche Disziplin, mich sportlich und geistig zu betätigen, betrachte ich für mich als Garant für ein langes und vor allem gesundes Leben. Ein Bild von mir als glücklichem Pensionisten habe ich zum heutigen Zeitpunkt noch nicht.

ÄSTHETIN
AM SNOWBOARD

Auch Snowboard-Superstar Anna Gasser
gehört als zweifache Olympiasiegerin
zum Champions Team.

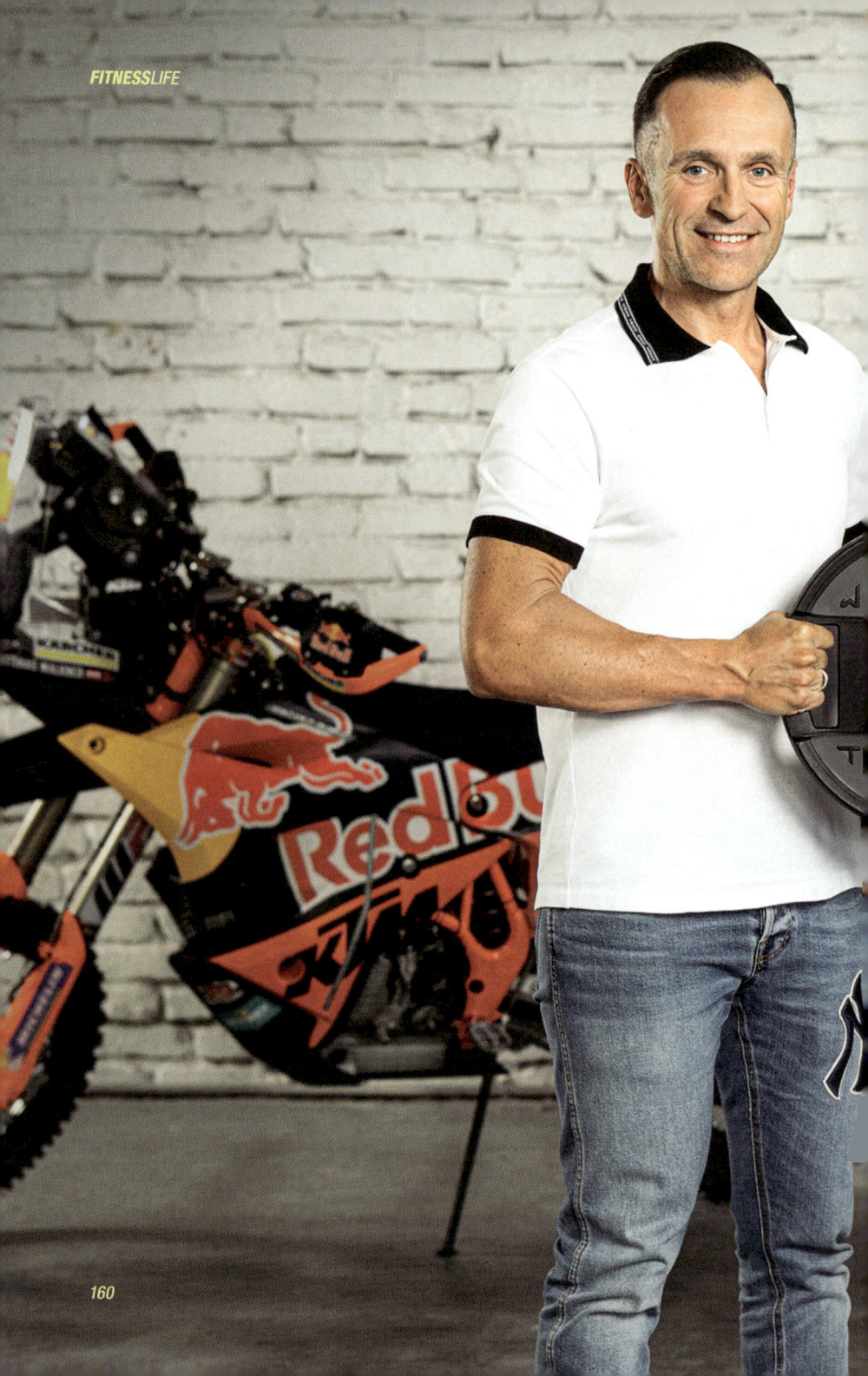

HERR DER DÜNEN BEI PARIS–DAKAR

Für seine Motorrad-Abenteuer bei der Rallye Dakar trainiert Matthias Walkner auf Technogym-Geräten.

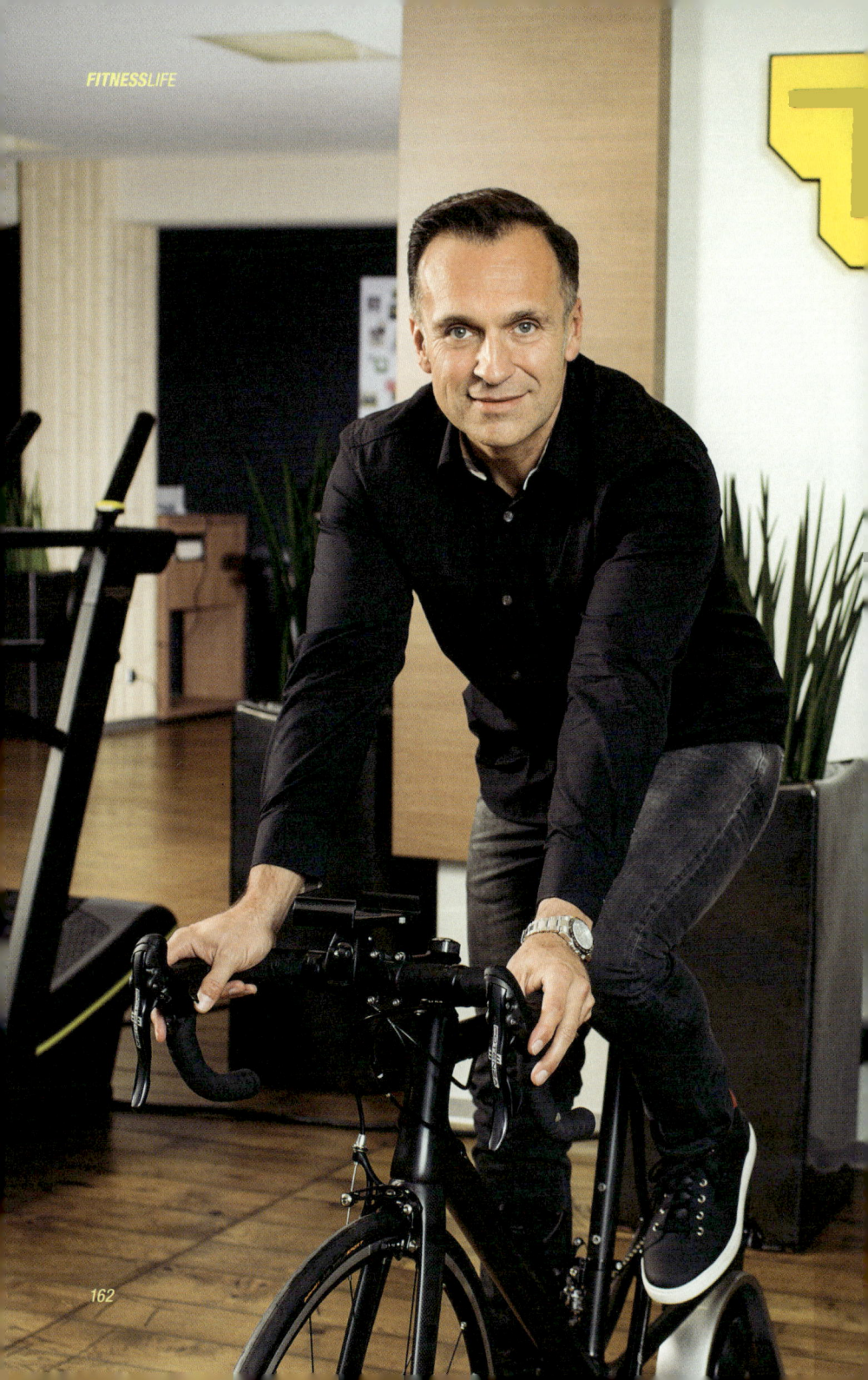

TECHNOGYM

DIE FRAU, DIE
ALLES GEWANN

Olympiasiegerin, Weltmeisterin,
Weltcupsiegerin: Anna Veith hat alles
gewonnen und ist auch nach ihrem
Karriereende ein gefragter Star.

163

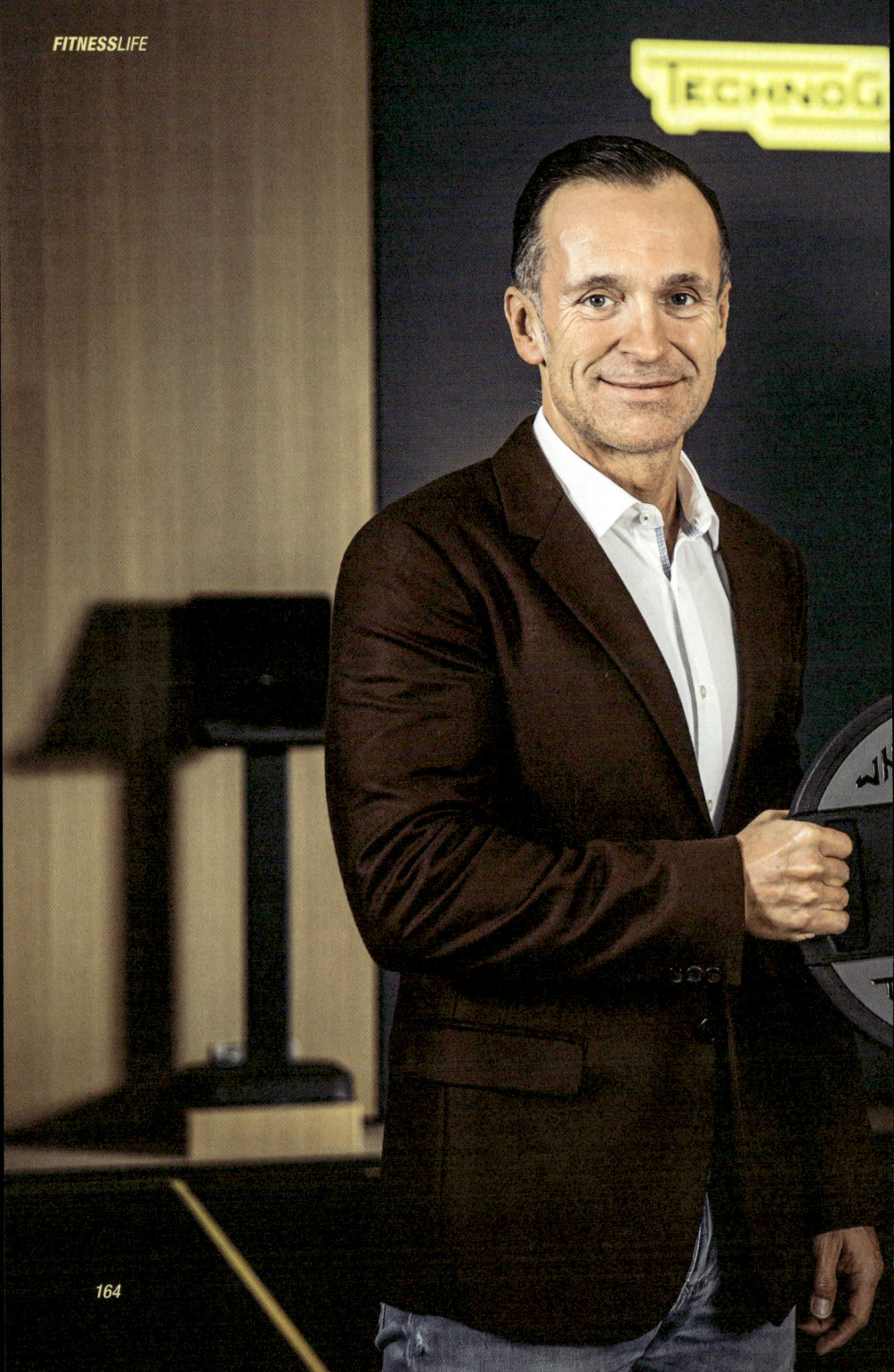

UNSER MANN IN DER PARALLELWELT

Er hat ein privates Edelmetallvorkommen:
6 x Gold, 3 x Silber und 2 x Bronze bei
Olympischen Spielen und Weltmeisterschaften.
Benjamin Karl ist in jeder Hinsicht ein
Ausnahmeathlet und wir sind stolz,
dass er unsere Marke vertritt.

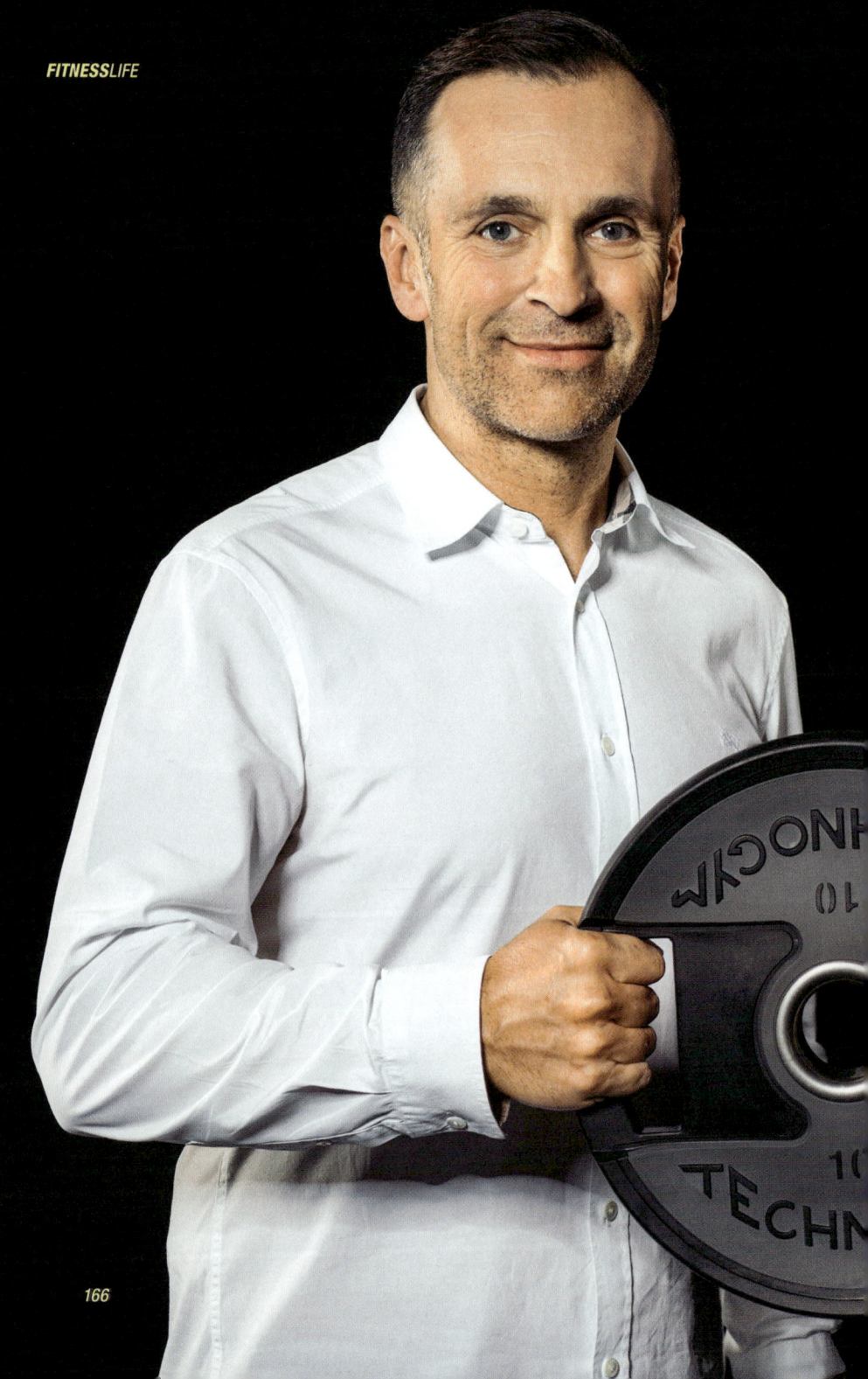

DER INBEGRIFF DER FITNESS

Marcel Hirscher hat acht Mal den Gesamtweltcup gewonnen. Eine Benchmark, die nach wie vor als Inbegriff ganzheitlicher Fitness gilt.

KAPITEL 7

Sieben Qualitäten der Transformation

Ein übervolles Leben und ein ganzes Jahr für Reflexion: Für dieses Buch habe ich mein Leben in der Nahaufnahme Revue passieren lassen. Vom Aufwachsen in den bescheidenen Verhältnissen einer Großfamilie in den 1970er-Jahren bis zu meiner Gegenwart als Familienvater und Eigentümer einer internationalen Unternehmensgruppe. Eine Zwischenbilanz, die Erzählung von Wegen und Umwegen, Krisen und Kapriolen, Entwicklungen und Erfolgen. Vieles ist mir während dieser Innenreise erstmals oder neu bewusst geworden. Wichtige Wendepunkte, Umbrüche, die zu tektonischen Verschiebungen und neuen Ordnungen geführt haben.

Und ich habe mir Forschungsfragen gestellt: Worin besteht die Kontinuität? Was gibt mir und meinem Leben Stabilität, Rhythmus und Richtung? Ich bin ein begeisterter Familienmensch, ein enthusiastischer Unternehmer, ein leidenschaftlicher Freizeitsportler – innerhalb dieser Prioritäten spannt sich mein Leben auf. Es ist ein gutes Leben, dessen Gelingen ich vielen Menschen verdanke. Und auch diesen sieben Qualitäten, die mein Leben bestimmen und durchdringen.

🏋 1. FOKUS:
WARUM ICH REGELMÄSSIG
IN MEINEM INNEREN FILM BIN

Wir lieben die Spannung von Sportübertragungen, die großen emotionalen Momente, in denen die Entscheidung zwischen Sieg und Niederlage fällt. Mich faszinieren die Kameraeinstellungen, die Athletinnen und Athleten unmittelbar vor dem Start zeigen. Auch wenn sie das Wesentliche, die inneren Vorgänge, niemals einfangen können: Besonders bei Skirennen bekommt man eine Ahnung, was vor dem Wettkampf in den Köpfen passiert. Die Besten der Besten besichtigen zunächst die Piste. Prägen sich neuralgische Passagen ein, planen geistig die Ideallinie. Noch während der Startvorbereitung fahren sie ihr Rennen mental und mit allen Sinnen im eigenen Körper. Wieder und wieder und wieder. Bis der Countdown für den Start ertönt: Dann erkennt man in ihrem Blick und an einem tiefen Ausatmen die Gleichzeitigkeit von Fokussierung und Loslassen.

Meinem Beruf als Technogym-Repräsentant verdanke ich die Freundschaft und viele Gespräche mit einigen der Weltbesten aus unterschiedlichsten Sportarten. Sie alle bestätigen, was auch ich aus meiner vergleichsweise bescheidenen Bodybuilding-Karriere mit in mein Leben genommen habe: Fokussierung und Visualisierung sind Erfolgsprinzipien für jede und jeden, nicht nur für Olympiahelden und Weltmeisterinnen.

Bei mir waren es früher feinste Muskelstrukturen an meinem Körper, die ich „gesehen" habe, ehe ich sie durch

Training entwickeln konnte. In meinem inneren Film zu sein ist für mich heute so selbstverständlich wie Atmen: Ich visualisiere Jahresplanungen, Tagesabläufe und Gespräche, lasse Urlaubsreisen, Radtouren und auch die Übungen im Fitnessstudio mental schon in mir ablaufen, lange bevor ich sie in Angriff nehme. Ganze Forschungszweige bestätigen die Macht innerer Vorstellungsbilder, aus meiner persönlichen Erfahrung kann ich nur dazu ermutigen, diese Macht für sich zu nützen: Jede inspirierende Tat beginnt mit einer Vision.

Dabei ist es herausfordernd, sich den eigenen Tagträumen bewusst hinzugeben, ohne sich darin zu verlieren. Diese Antizipation der Zukunft erfordert immer mentale Disziplin und Kontrolle der eigenen Gedanken, um wünschenswerte Ergebnisse in den Fokus zu nehmen – und nicht die Dinge, die vielleicht schiefgehen könnten. Mein Prinzip ist: Solange ich ohnehin nicht genau weiß, wie Dinge ausgehen werden, tue ich einfach so, als würden sie sich exakt so entwickeln wie in meiner Vorstellung. Wenn es dann anders kommt? Dann kenne ich immerhin mein Idealbild und kann mit Abweichungen besser umgehen.

Take-away: Die Nachbetrachtung

Mit inneren Bildern arbeite ich nicht nur, um mich auf Kommendes vorzubereiten, sondern auch, um das Erlebte zu analysieren und zu sortieren. Die Tage vor dem Einschlafen als innere Bilder noch einmal ablaufen zu lassen ist für mich zu einem Ritual geworden. Erstaunlich, wie präzise Alltagssituationen im Gedächtnis abgespeichert sind. Ich frage mich dann: Was ist gut gelaufen? Was nicht?

In welchen Sequenzen bin ich meinen Ansprüchen gerecht geworden und wo nicht? Was in der Schnelllebigkeit des Tagesgeschehens zu kurz gekommen ist, rücke ich nun gedanklich zurecht. Seit meiner Kindheit sind diese Nach-betrachtungen am Übergang zwischen Wachen und Schla-fen so selbstverständlich wie Zähneputzen. Am Ende lenke ich meine Aufmerksamkeit auf die Dankbarkeit: Wo habe ich Fortschritte erzielt? Worüber kann ich mich freuen? Was habe ich anderen Menschen zu verdanken?

2. DISZIPLIN: WIE ICH DER CHEF IN MEINEM EIGENEN KOPF BLEIBE

Auf die Gefahr hin, dass dies altmodisch wirkt: Müsste ich eine Eigenschaft benennen, der ich in meinem Leben am meisten verdanke, dann ist es: Disziplin. Vielleicht ist sie sogar meine Kernkompetenz. Disziplin hat kein gutes Image, weil sie uns an nörgelnde Erziehungsberechtigte, cholerische Chefs oder autoritäre Dogmen erinnert. Es braucht nicht einmal ein befehlendes Gegenüber, vielen reicht allein das Wort, um sich selbst über dessen Gegenteil – die Disziplinlosigkeit – niederzumachen. In solchen Gesprächen werfe ich gerne ein: „Disziplinlosigkeit braucht eine Menge Disziplin." Dieses vermeintliche Paradoxon birgt einen wahren Kern: Es erfordert viel Aufwand, um Undiszipliniertheit in allen Lebensbereichen zu rechtfertigen und zu beschönigen – etwa durch eine Ausrede wie „Was soll ich machen: Ich bin leider so undiszipliniert!". Da erscheint Disziplin vergleichsweise als der Weg des geringsten Widerstandes.

Ihre ursprüngliche, lateinische Wortbedeutung ist: Lehre, Unterweisung, Schule. Und, klar: Zucht, blinden Gehorsam, Unterwerfung, all die negativen Assoziationen dieses Begriffs, will niemand. Doch den Rest? Ist die Kunst, ein selbstbestimmtes Leben zu führen, nicht eine lebenslange Lehre und Schule? Niemand wird diszipliniert oder undiszipliniert geboren. Disziplin ist keine Frage von Talent, sondern die Konsequenz von Entscheidungen, Handlungen und deren Wiederholung. Erfolgreiche Menschen eint, dass Disziplin ihre Schlüsselqualifikation für fast alles im Leben ist. Diese Beobachtung habe ich in der Begegnung mit vielen von ihnen gemacht.

Disziplin beginnt bekanntlich im eigenen Kopf: Laut Studien denken wir pro Tag 60.000 Gedanken. Negative, ängstliche und pessimistische sind deshalb in der Überzahl, weil eine Zellstruktur namens Amygdala in unserem Hirn ihren Job so diszipliniert erledigt. Die kleinste Alarmanlage der Welt stuft als gefährlich ein, was sie nicht kennt – auch sorgenvolle Hirngespinste, die wir uns ausdenken. Deshalb ist die wichtigste Übung, der Chef im eigenen Kopf zu bleiben. „Mindsetting" ist der neudeutsche Begriff für die Möglichkeit, das eigene Denken proaktiv und positiv zu beeinflussen. Die oft propagierte Haltung „Raus aus der Opferfalle!" steht und fällt mit dieser Fähigkeit: Sich selbst als willfährigen Spielball der Umstände zu betrachten macht auf die Dauer sicher nicht glücklich.

Bin ich immer motiviert? Nein! Nach einem lustigen Abend mit Weißwein und ein, zwei Metaxa Sour ist meine Begeisterung überschaubar, wenn um 5.15 Uhr der Wecker läutet. Bin ich immer diszipliniert? Ja! Erst recht, wenn ich den Widerwillen überwinden muss, etwas zu tun, was ich mir vorgenommen habe und für richtig erachte: Morgensport etwa, und wenn es nur eine Stunde am Ergometer ist. Das E-Mail-Postfach am Ende eines Tages aufräumen, und wenn es bis Mitternacht dauert. Dinge an den Platz legen, von dem ich sie genommen habe. Keine Newsletter lesen, die für mich irrelevant sind. Nicht mehr Zeit im Internet verbringen als unbedingt nötig. Rückrufe innerhalb von 24 Stunden erledigen, auch wenn die Liste noch so lang ist. Es sind einfache, selbstverständliche Dinge, die ich eisern befolge. Die Konsequenz meiner Disziplin ist, dass sie mir enorm viel Zeit spart. Anders wäre es für mich undenkbar, Familie, Firma, Freunde, Reisen und wöchentlich zwanzig Stunden Sport in meinem Leben unterzukriegen.

Take-away: Routinen schaffen

Für mich schafft Disziplin Struktur, und Struktur schafft Ordnung. Innen wie außen. Es ist eine Frustfalle, Disziplin als persönliche Einschränkung zu verstehen. In Wahrheit ist sie ein Schlüssel zu mehr Freiheit. Ich mache mir einen Sport daraus, alltägliches Tun in automatisierte Abläufe zu übersetzen, damit ich mit Fragen wie „Wo hab ich jetzt wieder meinen Autoschlüssel?" oder „Auf welchem Parkdeck parke ich?" weder Energie noch Zeit vergeude. Ich präge mir diese Routinen ein, indem ich sie ein paar Mal hintereinander wiederhole und visualisiere – auf diese Weise spare ich mir eine Menge sinnlose Suchaktionen und Umwege. Aus meiner Sicht ist Disziplin das Fundament jeglichen Erfolgs.

🏋 3. LEIDENSCHAFT: WOFÜR UNBEQUEMLICHKEITEN IM LEBEN GUT SIND

In meinem Umfeld gibt es auch Sprachpolizisten und -polizistinnen. Sie würden mich ausbessern, sobald ich als persönliches Lebensrezept Leidenschaft anführe. „Besser ist Begeisterung", wäre ihre Empfehlung, „Leidenschaft hat den Beigeschmack, dass sie auch Leiden schafft." Ihnen entgegne ich: „Zum Glück! Deshalb ist es für mich das richtige Wort." Mit Masochismus hat das nichts zu tun. Gesellschaftlich wird nichts vehementer propagiert als das Glücksideal vom spannungsfreien Leben – und genau an dieses glaube ich nicht! Ich glaube an Balance, an ein Sowohl-als-auch: Wie beim Stress zwischen krank machendem Disstress und aktivierendem Eustress unterschieden wird, gehören für mich Probleme, Anstrengungen und die Überwindung von Widerständen unverzichtbar zu einem erfüllten Leben. Es muss nicht immer alles eine „gemähte Wiese" sein. So erkennt man das Gute nicht prinzipiell daran, dass es „leicht geht". Im Gegenteil: Erfolg und Entwicklung gewinnen an Wert, wenn sie einen persönlich etwas kosten. Sinn, Glück und Freude rieseln nicht als bedingungsloses Grundeinkommen vom Himmel. Alles, wonach wir streben, will entdeckt, entfaltet, erworben, errungen und manchmal auch hart erkämpft sein.

Es stimmt: Menschen meines Alters, auch ich, haben das Leistungsprinzip jahrzehntelang überstrapaziert, teilweise bis zur Unerbittlichkeit. Das Gegenteil von falsch ist allerdings nicht automatisch richtig – nun scheint das Pendel in die Gegenrichtung auszuschlagen: in einen Vermeidungskult gegenüber Herausforderungen und jeder Art von Unbequemlichkeit. Die Tendenz lässt sich in Erziehung, Ausbildung und am Arbeitsmarkt beobachten. Wozu sie führt, hat die Corona-Krise eindrucksvoll gezeigt: zu einem Mangel an Resilienz, also an mentaler Widerstandskraft, um auch im Gegenwind des Lebens zu bestehen. Gefragt ist die gute Mitte, die Ausgewogenheit zwischen den Extremen, zwischen Tun und Ruhen. Letzteres verstehe ich als einen gesunden Ausgleich zu Ersterem und keinesfalls als einen Ersatz! Dem Gedanken, eine Firma aufzubauen und sie dann gewinnbringend zu verkaufen, um mich möglichst früh zur Ruhe zu setzen, konnte ich nie etwas abgewinnen. Seit ich theoretisch jederzeit dazu in der Lage bin, noch weniger. Meine Liebe zu den Aufgaben als Unternehmer und all die Herausforderungen, die tagtäglich damit einhergehen, hindern mich daran genauso wie meine Leidenschaft für die Sache. Sport hingegen hilft mir, das Unbequeme tagtäglich zu simulieren und zu trainieren – anders kann und will ich mir mein Leben gar nicht vorstellen.

Take-away: Den inneren Dialog pflegen

Leidenschaft entsteht im Kopf. Und im Herzen. Wenn man Menschen nach ihren Hobbys fragt, ändert sich oft ihre gesamte Physiologie: Ihre Sprache wird lebendiger, ihre Hände gestikulieren, ihre Augen leuchten, das Energieniveau steigt. Dasselbe Prinzip kann man auf sich selbst anwenden: Ist der innere Dialog positiv und mit motivierenden Bildern verknüpft, kommt die Leidenschaft automatisch. Beispiel Radfahren in der Mittagspause bei drei Grad plus und Nebel: Ich rede mit mir nicht übers Wetter und dass mir am Anfang kalt sein wird – ich motiviere mich damit, dass ich den gesamten Radweg für mich allein haben werde, und mit der heißen Dusche danach. Und diesem Gefühl, dass mein Tag nach einer Tour zu Mittag noch einmal neu anfängt, weil ich mich danach so frisch fühle.

4. AUSDAUER: WESHALB SICH DRANBLEIBEN AUS PRINZIP LOHNT

Wie man Ziele richtig formuliert, motiviert verfolgt und zuverlässig erreicht, ist Gegenstand ganzer Bibliotheken an Ratgebern. Außerdem haben Welterklärer aller Epochen dazu weise Sätze hinterlassen. Die Idee, dass der Weg das Ziel ist, soll der chinesische Philosoph Konfuzius schon 500 Jahre vor Christus gehabt haben, und sie hat sich bis heute gehalten. Dass der Weg zum Ziel nur gut ist, wenn er kurz ist, findet sich bei den großen Denkern der Antike nirgendwo. Die Schlagwortwolke mit etwas schnappatmigen Begriffen wie „fail fast", „quick wins", „low hanging fruits" hat sich aus der effizienzgetriebenen Managementsprache der vergangenen Jahrzehnte herausgebildet – im Kern mit der Idee: „Es muss auf dem Weg zum Ziel doch einen Abkürzer geben." Muss es das wirklich? Ich finde: nein!

Wer mich kennt, weiß: Ich bin ein Fan von Effizienz. Und für mich steht sie auch nicht im Widerspruch zur Tugend der Ausdauer. Entwicklung und Erfolg der Fitness Company haben wir nicht einer Aneinanderreihung von spontanen Sprints und anderen Hauruck-Aktionen zu verdanken, sondern Beharrlichkeit und Kontinuität. Ich gehe einen Schritt weiter: Dranbleiben aus Prinzip ist der einzige Weg, um echte Qualität zu entwickeln – egal in welchem Bereich.

Wie in diesem Buch bereits mehrfach erwähnt habe ich mich und meine Firma der japanischen Kaizen-Philosophie verschrieben, die kleine, stetige Verbesserungen im Fokus hat. Ob man falsche Dinge falsch oder richtige richtig macht, bemerkt man nach meiner Erfahrung schnell. In der Praxis treten aber die beiden anderen Möglichkeiten – nämlich das Falsche richtig beziehungsweise das Richtige falsch zu machen – viel häufiger auf. Weshalb es lohnend ist, Ziele mit Ausdauer zu verfolgen, selbst wenn man auf Schwierigkeiten stößt. Unsere Kaizen-Einführung ist das beste Beispiel dafür: Als ich die fernöstlichen Management-Prinzipien und Arbeitsregeln in der Fitness Company einführte, löste das in der ersten Phase Verwerfungen aus. Zu sagen: „Das ist nicht das Richtige für uns", wäre einfach, in manchen Situationen sogar das Naheliegendste gewesen. Gut, dass ich das nicht gemacht habe. Ohne Ausdauer wären wir nicht annähernd dort, wo wir heute als Unternehmen stehen.

Take-away: Aufs Rad steigen

Es gibt kein besseres Training für Ausdauer in allen Lebensbereichen als Ausdauersport. Beim Radfahren lernt und übt man, diesem Impuls von „Ich hör jetzt auf!" zu widerstehen. Gegenwind, Wolkenbruch, Erschöpfung: Egal was einen herausfordert, irgendwo im Nirgendwo vom Rad zu steigen ist keine Option. Jedes Mal, wenn man sich gegen die Anstrengung behauptet, weiterfährt und der Müdigkeit und Frustration trotzt, wird der mentale Muskel kräftiger. Jede Selbstüberwindung festigt das Selbstvertrauen. Man lernt, dranzubleiben, auch wenn es unangenehm ist, und dass man selbst in der Lage ist, diese mentalen Grenzen immer wieder neu zu bestimmen und weiter zu verschieben. Diese Fähigkeit bleibt nicht auf den Sport beschränkt, man nimmt sie mit in andere Lebensbereiche. Meine Erfahrung ist, dass Menschen, die Ausdauersport betreiben, sich wesentlich leichter tun, verbindlich zu sein.

5. SELBSTREFLEXION: WIE ICH AUF MEINEM LETZTEN STAND DES IRRTUMS BLEIBE

Fokus, Disziplin, Leidenschaft, Ausdauer sind traditionelle Werte und schöne Worte, ohne Selbstreflexion jedoch nur Buchstaben. Auf der schmalen Linie zwischen Selbstzufriedenheit und Selbstzweifeln liegen lichte Momente der Selbsterkenntnis. Über mich selbst nachzudenken, mein eigenes Denken, Fühlen und Handeln zu analysieren ist nie etwas Absolutes, sondern immer nur ein letzter Stand des Irrtums. „Die Wahrheit ist selten so oder so. Meist ist sie so und so", sagte schon Charlie Chaplins Tochter Geraldine, und der Philosoph Heinz von Foerster bezeichnete Wahrheit überhaupt als „Erfindung eines Lügners". Die eigene Widersprüchlichkeit macht Motivforschung im eigenen Kopf zu einem Balanceakt auf beweglichem Untergrund.

Selbstreflexion ist zudem eines: anstrengend! Doch wir kommen um dieses funktionale Training der eigenen Persönlichkeit nicht herum. Es braucht Zeit, Hingabe und schonungslose Ehrlichkeit. Mich kostet es Überwindung, Entscheidungen, die ich einmal getroffen habe, neu zu bewerten. Äußere Bedingungen und innere Einstellungen sind in einem dynamischen Prozess, und deshalb ist das Ergebnis einer Selbstreflexion oft: „Ich muss etwas verändern." Das ist bei der Kündigung eines Abos noch einfach. Doch je mehr sich faktische Komponenten mit emotionalen vermischen und eigene Entscheidungen auch andere Menschen betreffen, desto herausfordernder werden Diskussionen, die man mit sich führt. Desto komplexer sind auch die Hochrechnungen, welche Entscheidungen was bei wem auslösen werden. Da kann man sich leicht verirren, und dann bleibt oft nur die Wahl zwischen Not und Elend, zwischen handlungslosen Gedanken oder gedankenlosem Handeln – beides kommt nicht gut an, am wenigsten bei einem selbst.

Selbstreflexion braucht – einmal mehr – Fokus, Disziplin, die Leidenschaft, sich selbst herauszufordern – und genügend Ausdauer, damit sie Routine wird, wie der obligatorische Blick in den Seiten- und Rückspiegel beim Autofahren. Wenn ich Maßnahmen setze, baue ich immer eine Feedbackschleife mit mir selbst ein: Will ich das noch? Bin ich auf dem richtigen Weg? Kann ich etwas besser, neu oder anders machen? Muss ich etwas loslassen? Zwei Dinge habe ich in dem Zusammenhang auch gelernt: Es ist nicht immer der richtige Zeitpunkt, um mit mir selbst über mich zu reden. Außerdem kann es auch zu viel des Guten sein. Wenn die Aufmerksamkeit nur um das eigene Denken, Fühlen und Handeln kreist, wird es kontraproduktiv, und man endet in der Paralyse durch Analyse. Weshalb ich mit wichtigen Fragen, die mich beschäftigen, Radfahren gehe. Meine Erfahrung: Lösungen, nach denen ich am Schreibtisch vergeblich suche, finden mich oft wie von selbst beim Sport in der freien Natur, im monotonen Alphazustand und dem leisen Surren der Kette meines Rennrads.

Take-away: Menschen
bei Entscheidungen einbeziehen

Die Wahrheit ist die Erfindung eines Lügners, das Selbstbild eine schemenhafte Skizze. Von dem Stereotyp des Mannes, der in der Einsamkeit alles mit sich selbst ausmacht, habe ich mich im Laufe meines Lebens verabschiedet. Je wichtiger die Entscheidungen sind, die ich treffen muss, desto mehr beziehe ich Menschen meines Vertrauens mit ein: meine Frau, meine Kinder, meine Freunde, Kolleginnen und Kollegen in der Firma, Geschäftspartner. Auch Selbstreflexion gelingt besser, wenn man für ehrliche Rückmeldungen und konstruktive Kritik offen bleibt und sie integriert. Das „Sicherheitshalber-Ja-sagen-System", das in vielen Unternehmen üblich ist, bringt einen nicht weiter. Nur durch schonungslose Ehrlichkeit in der Sache kommt man zum gewünschten Erfolg.

🏋 6. ERFAHRUNG:
WARUM ICH ALS EXPERTE IM HERZEN AHNUNGSLOS BLEIBEN WILL

Hand aufs Herz: Nehmen wir uns nicht alle manchmal zu wichtig für das, was wir zu wissen glauben? Was wissen wir wirklich in einer Zeit, in der sich das gesamte Wissen der Welt alle paar Jahre verdoppelt? In der die künstliche Intelligenz Bilder malt, Musik komponiert und Gedichte schreibt? In einer Zeit, in der im Jahr 2025 im Internet die gigantische Datenmenge von 175 Zettabytes gespeichert sein wird? 175 Zettabytes sind 437,5 Milliarden Ausgaben der Bibel mit ihren je viereinhalb Millionen Buchstaben. Für mich ist Wissen Information, über die wir selbst nachgedacht haben. Und Erfahrung ist, was sich im gelebten Leben an Einsichten angesammelt hat. Lebenserfahrung also oder, noch schöner: ein Erfahrungsschatz. Für ein Kind der 1970er-Jahre, das so bescheiden aufgewachsen ist, bin ich weit gekommen. Weit herumgekommen. Mit vielen Menschen in Kontakt gekommen. Und jedes Mal habe ich etwas mitgenommen. In einem, wirklich nur in einem Bereich würde ich die Titulierung „Experte" gelten lassen: Fitness, Sport und Gesundheit. Ein weites Feld, fürwahr, über das ich sicher nicht alles, aber doch einiges weiß und in dem ich immer noch ein Lernender bin. Um echte Seniorität und Expertise zu entwickeln, ist genau diese Haltung entscheidend: sich immer bewusst zu sein, wie relativ das eigene Wissen ist.

Wenn man sich – so wie ich – seit bald vier Jahrzehnten einer bestimmten Materie verschrieben hat, bekommt man Erfahrung. Es gibt Situationen, da wirkt der schnelle Zugriff auf das Kopf-Archiv wie ein Zauberkunststück, und die Verlockung ist groß, sich darob selbst zu überschätzen. Die Freude an guten Einfällen und schnellen Lösungen kann oft trügerisch sein. Deshalb habe ich mir ein Prinzip zurechtgelegt: Immer, wenn ich sehr schnell das Gefühl habe: „Alles klar, kenne ich schon!", lasse ich mir mit Entscheidungen extra länger Zeit. Denke selbst noch einmal nach oder frage jemanden, der weniger Erfahrung hat als ich. Denn eines weiß ich: Als Experte will ich vor allem in meinem Metier im Herzen ahnungslos bleiben und offen für Neues, was ich noch nicht weiß.

Take-away: Den Widerspruch suchen

Mir selbst und allen „alten Hasen" sei ins Stammbuch geschrieben: Achtung, Erfahrung kann Kreativität und Innovation verhindern! Wird die Summe der Jahre als Maß aller Dinge gesehen, dann wird übersehen, dass Erfahrung etwas ist, was wir schon kennen – also nichts Neues. Das birgt eine Gefahr, die sich in vielen Bereichen beobachten lässt: Die Zukunft als Raffinerieprodukt der Vergangenheit bleibt oft hinter den tatsächlichen Erfordernissen zurück. Wie nützt man also Erfahrungswissen, ohne es als allein gültige Wahrheit zu zementieren? Mit Diversität! Wenn ich an neuen Ideen und Projekten arbeite, suche ich bewusst den Austausch, die Herausforderung und den Widerspruch anderer, vor allem solcher, die keine Experten sind. Ihre Fragen sind oft die besten Antworten.

7. GROSSZÜGIGKEIT: WIESO ES SO BEREICHERND IST, DAS GUTE IM FLUSS ZU HALTEN

Ich bin Geschäftsmann aus Leidenschaft. Verhandeln gehört dazu und selten, aber doch: Feilschen. Um Rechte, um Zeit, um Geld. Das mag paradox klingen, gerade im Feilschen liegt viel Potenzial für Großzügigkeit. Verhandeln ist eine uralte Kulturtechnik, manchmal ein Strategiespiel, immer eine Choreografie aus Argumenten – kunstvollen oder linkischen, je nachdem. In der Wirtschaft ist um dieses Thema eine ganze Seminarindustrie entstanden: Sie verkauft Werkzeugkisten für richtiges Verhandeln. Mit etwas Übung weiß man, wer am Besprechungstisch welches Werkzeug verwendet. Es gibt sie für jede Situation, aber es gibt, um in diesem Bild zu bleiben, auch das eine „Leatherman-Tool", das alles kann und immer funktioniert: Großzügigkeit.

Wunder bewirkt sie schon im Kleinen: Geht es um Geld, bezahlt man Rechnungen, wenn man sie bekommt und nicht erst bei deren Fälligkeit. Geht es um Zeit, insistiert man nicht, sondern verschiebt Termine nach hinten, damit alle wieder Luft zum Atmen haben. Geht es um Rechte, nimmt man für sich nur in Anspruch, was essenziell ist, und verzichtet auf Justament-Standpunkte. Ob im privaten oder beruflichen Kontext: Großzügigkeit verbessert Beziehungen und das Leben ganz generell.

Ich bin kein Metaphysiker, doch bei der Großzügigkeit glaube ich an ein großes Energiespiel: „Halte das Gute im

Fluss, und du wirst nie von ihm abgeschnitten sein." Ich bin ein Geizkragen, was meine Zeit anbelangt, und nehme Einladungen selten wahr. Wenn es Menschen allerdings wirklich wichtig ist, dass ich komme, dann komme ich auch. Ähnlich ist's, wenn ich um Rat gebeten werde: Ich nehme mir Zeit und halte nichts zurück – und auf die eine oder andere Art gleicht sich das irgendwann aus. Oder auch nicht: Großzügigkeit kennzeichnet sich dadurch, dass sie eben kein Gegengeschäft ist – und sich die Frage „Was habe ich davon?" nicht stellt.

Einem weltberühmten Fußballstar habe ich, als er verletzt war, einige Technogym-Geräte für seine private Therapie organisiert – und ihm beiläufig erzählt, mein Sohn Kilian sei ein Fan von ihm. Als Kilian Geburtstag hatte, bekam er von diesem Superstar eine persönliche Videobotschaft, diesen Glücksmoment wird er sein Leben lang nicht vergessen.

Take-away: Das Gute weiterfließen lassen
Wenn sie nicht aus Berechnung oder abgehobener Gönnerhaftigkeit, sondern persönlicher Bescheidenheit erwächst, setzt Großzügigkeit Empathie voraus. Dass wir uns in andere hineinversetzen können, erklärt, warum uns schenken mindestens genauso glücklich macht, wie beschenkt zu werden. Neurowissenschaftler haben herausgefunden, wo Großzügigkeit im Gehirn sitzt: ziemlich genau in der Mitte.

Das ist für das Ende des Buches ein schönes Bild: Mich hat das Leben in jeder Hinsicht großzügig beschenkt. Nach diesem Jahr intensiver Auseinandersetzung mit mir, meinem Leben und meinem beruflichen Weg begreife ich das noch einmal anders. Und allein deshalb hat sich diese große, mitunter anstrengende Reise des Denkens und Schreibens gelohnt. Denn sie hat mich etwas Wesentliches gelehrt: Die idealen Voraussetzungen gibt es weder für persönliche Entfaltung, gelingende Beziehungen, noch für eine erfolgreiche Karriere. Allerdings ist jeder Moment eine Chance, das Beste aus den Bedingungen zu machen, die man im Leben vorfindet. Ich bin in bescheidene Verhältnisse geboren worden. Es gab schwierige Phasen, Krisen, Entbehrungen, und es gab immer auch Menschen, die mich geliebt, mir vertraut, mich bestärkt, mich unterstützt haben. Auf meiner Innenreise für dieses Buch bin ich ihnen allen noch einmal begegnet. Manchen von ihnen kann ich in diesem Leben nicht mehr zurückgeben, was sie für mich getan haben – jeder Versuch der Danksagung bliebe am Ende unvollständig. Was ich tun kann und will, ist, all die Liebe und Großzügigkeit, die mir in meinem Leben widerfahren ist, in Ehren halten, sie mir zum Vorbild nehmen und das viele Gute, Wahre und Schöne weiterfließen lassen.

Das ist, was zählt. Das ist, was bleibt.

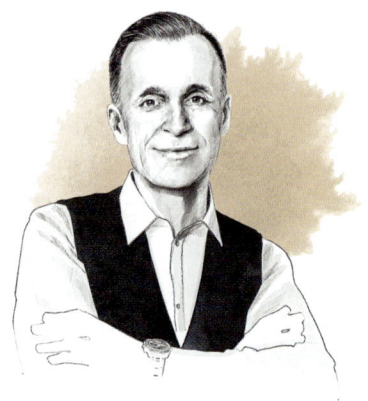

DER AUTOR

Mit fünfzehn betrat Gottfried Wurpes erstmals ein Fitnessstudio und wusste: „Das ist mein Leben!" Nach erfolgreicher Karriere als Kraftsportler wurde er als Unternehmer
Visionär der Fitnessszene und Gewinner wichtiger Wirt-
schaftspreise. Tausende Trainingsräume tragen heute
seine Signatur: Prominente Persönlichkeiten, Weltklasse-
Athleten, Unternehmen und Organisationen vertrauen bei
der Wahl idealer Trainingsbedingungen seiner Expertise.
Und seiner Inspiration als jemand, der Sport lebt und
liebt: Die sieben Qualitäten der Transformation, die er in
Fitnesslife beschreibt, sind ein wertvoller Denkanstoß für
alle, die im Leben mehr erreichen wollen.